SIMON REGO | SARAH FADER

DAS 10 SCHRITTE PROGRAMM GEGEN DEPRESSION

SIMON REGO | SARAH FADER

DAS 10 SCHRITTE PROGRAMM GEGEN DEPRESSION

Ein verhaltenstherapeutischer Ansatz

mvgverlag

Bibliografische Information der Deutschen Nationalbibliothek
Die Deutsche Nationalbibliothek verzeichnet diese Publikation in der Deutschen Nationalbibliografie. Detaillierte bibliografische Daten sind im Internet über http://d-nb.de abrufbar.

Für Fragen und Anregungen
info@mvg-verlag.de

Wichtiger Hinweis
Dieses Buch ist für Lernzwecke gedacht. Es stellt keinen Ersatz für eine individuelle medizinische Beratung dar und sollte auch nicht als solcher benutzt werden. Wenn Sie medizinischen Rat einholen wollen, konsultieren Sie bitte einen qualifizierten Arzt. Der Verlag und der Autor haften für keine nachteiligen Auswirkungen, die in einem direkten oder indirekten Zusammenhang mit den Informationen stehen, die in diesem Buch enthalten sind.

1. Auflage 2019

Nymphenburger Straße 86
D-80636 München
Tel.: 089 651285-0
Fax: 089 652096

Übersetzung: Marion Zerbst
Redaktion: Julia Jochim
Umschlaggestaltung: Manuela Amode
Umschlagabbildung: shutterstock.com/Olarn Meesang
Layout und Satz: Digital Design, Eka Rost
Druck: Firmengruppe APPL, aprinta Druck, Wemding
Printed in Germany

ISBN Print 978-3-7474-0010-4
ISBN E-Book (PDF) 978-3-96121-337-5
ISBN E-Book (EPUB, Mobi) 978-3-96121-338-2

INHALT

VORWORT

Tagtäglich haben unzählige Menschen mit Depressionen zu kämpfen – einer echten, schwerwiegenden Erkrankung. Zum Glück gibt es eine sehr wirksame Behandlungsmethode dafür: die kognitive Verhaltenstherapie (KVT). Dr. Simon A. Rego – dessen Arbeit ich schon seit vielen Jahren bewundere – und Mrs Sarah Fader haben zusammen ein wichtiges Arbeitsbuch geschrieben, das die wichtigsten Elemente dieser evidenzbasierten Therapie zusammenfasst.

Die KVT wurde in den 1960er- und 1970er-Jahren von meinem Vater Dr. med. Aaron T. Beck entwickelt. Seit der ersten großen Studie zu diesem Thema im Jahr 1977 haben Wissenschaftler aus der ganzen Welt immer wieder bewiesen, wie wirksam die KVT bei einem breiten Spektrum psychiatrischer Erkrankungen, psychischer Probleme und medizinischer Krankheitsbilder mit psychischen Komponenten ist. Führende Gesundheitspolitiker und Institutionen zur Behandlung psychischer Störungen haben die KVT als bevorzugte Behandlungsmethode für Depressionen empfohlen.

Trotz alldem ist es für Menschen mit Depressionen nach wie vor schwierig, in den Genuss einer qualitativ hochwertigen KVT zu kommen. Denn leider arbeiten viele Ärzte nicht mit dieser Methode oder wenden in ihrer Behandlung höchstens einzelne KVT-Techniken an. Das ist einer der Gründe, warum mein Vater und ich im Jahr 1994 das Beck Institute for Cognitive Behavior Therapy in Philadelphia gegründet haben: Dort bilden wir Ärzte auf regionaler, nationaler und internationaler Ebene in der KVT zur Behandlung psychischer Störungen und Probleme aus.

Der Mangel an wirksamen Behandlungsmethoden zeigt, wie wichtig dieses Buch ist. Darin werden nicht nur die Kernkonzepte und -strategien der KVT beschrieben; das Buch behandelt auch Elemente der Achtsamkeits- und Akzeptanztherapie, körperliche Aktivität und gesunde Ernährung. Der Leser findet darin hilfreiche Informationen über Depression und ihre Erscheinungsformen sowie Methoden zur Einschätzung des Schweregrads seiner Erkrankung, Strategien zur Linderung seiner Symptome und einen Anhang mit weiterführenden Adressen und Literaturhinweisen. Außerdem zeigen die Autoren, wie man Therapiehindernisse überwinden kann. Der Leser lernt, seine Motivation zu steigern, die Ursachen seiner Probleme zu erkennen, einen Aktionsplan zu erstellen und seinen »inneren Schweinehund« zu überwinden, der ihn wichtige Aufgaben immer wieder vor sich herschieben lässt. Zwischen diese Informationen eingestreut finden sich immer wieder Geschichten und Fallbeispiele. Das erleichtert das Verständnis der in diesem Buch beschriebenen Konzepte und macht sie besser nachvollziehbar.

Dieses Arbeitsbuch wird Ihnen wertvolle Dienste leisten – egal ob Sie nur mit dem Buch arbeiten oder es ergänzend zu einer Psychotherapie oder anderen Behandlungen zurate ziehen möchten. Es wird auch Menschen weiterhelfen, die gerade von einer Depression genesen sind; und nicht zuletzt kann es auch für Partner und Angehörige depressiver Menschen eine wertvolle Informationsquelle sein, denn darin erfahren sie etwas über diese hochwirksame Behandlungsmethode.

Egal aus welchem Grund Sie dieses Buch zur Hand genommen haben: Ich empfehle Ihnen, es von Anfang bis Ende durchzulesen und alle darin enthaltenen Übungen zu machen. So werden Sie am meisten von den langjährigen Forschungsergebnissen profitieren, aus denen die Strategien und Techniken entstanden sind, mit deren Hilfe depressive Menschen ihre Krankheit dauerhaft überwinden können.

Dr. phil. Judith S. Beck
Beck Institute for Cognitive Behavior Therapy
Klinische Professorin, University of Pennsylvania

EINFÜHRUNG

Stimmungsschwankungen und vorübergehende Phasen der Traurigkeit als Reaktion auf den Stress und die Herausforderungen des Lebens sind bei den meisten Menschen völlig normal. Doch eine *Depression* ist etwas ganz anderes. Menschen mit Depressionen leiden sehr stark unter ihrer gedrückten Stimmung und können ihre Aufgaben bei der Arbeit oder Ausbildung und in ihrem sozialen und familiären Beziehungsleben nicht mehr erfüllen, ihren häuslichen Verpflichtungen nicht mehr nachkommen. Das gilt vor allem für chronische (lang andauernde) und mittelschwere oder schwere Depressionen. Solche Depressionen unterscheiden sich in ihrem Schweregrad nicht von medizinischen Erkrankungen; und doch werden sie leider nicht so ernst genommen wie diese, weil man sie (im Gegensatz zu einem Knochenbruch) eben nicht an eindeutigen physischen Symptomen erkennen kann.

Es ist höchste Zeit, etwas an dieser Sichtweise der Depression zu ändern und sie als »richtige« Erkrankung mit schwerwiegenden – manchmal sogar tödlichen – Folgen zu betrachten. Die Weltgesundheitsorganisation (WHO) stuft die Depression mittlerweile sogar als weltweit führende Ursache von Behinderungen ein und stellt fest, dass sie einen wichtigen Beitrag zur globalen Krankheitslast leistet. Schlimmstenfalls kann eine Depression zum Suizid führen. Laut Angaben der WHO sterben alljährlich fast 800 000 Menschen durch ihre eigene Hand (das heißt, *alle 40 Sekunden* begeht ein Mensch Selbstmord!); und es werden noch sehr viel mehr Suizidversuche begangen.

Wenn Sie nach diesem Buch gegriffen haben (oder jemand es Ihnen in die Hand gedrückt hat), sind möglicherweise auch Sie an einer Depression erkrankt; und damit stehen Sie nicht allein da. Schätzungen zufolge leiden weltweit über *300 Millionen Menschen* an Depressionen. In den Vereinigten Staaten ist die Depression eine der häufigsten psychischen Erkrankungen: Alljährlich sind davon ungefähr 16,1 Millionen Erwachsene ab dem 18. Lebensjahr (6,7 Prozent aller Erwachsenen in den USA), rund drei Millionen Jugendliche (12,5 Prozent der US-amerikanischen Bevölkerung im Alter von 12 bis 17 Jahren), 2 Prozent aller Kinder im Schulalter und 1 Prozent aller Kinder im Vorschulalter betroffen. Ebenso beunruhigend ist die Tatsache, dass die Häufigkeit von Depressionen von Generation zu Generation zuzunehmen und dass diese Erkrankung in immer jüngerem Lebensalter zu beginnen scheint. Bei Frauen ist die Situation besonders schlimm: Sie erkranken doppelt so häufig an einer Depression wie Männer, unabhängig von Alter, ethnischer Zugehörigkeit und sozioökonomischem Status. Wissenschaftlichen Untersuchungen zufolge funktionieren verschiedene Körpersysteme bei depressiven Menschen anders als bei psychisch gesunden; das kann sich nicht nur nachteilig auf die körperliche Gesundheit auswirken, sondern auch ihr Risiko für medizinische Erkrankungen wie Herzinfarkt, Schlaganfall und Diabetes erhöhen.

Es gibt viele Theorien über die Ursachen von Depressionen; doch die meisten Experten sind sich inzwischen darüber einig, dass diese psychische Störung aus einer komplexen Wechselwirkung sozialer, psychischer und biologischer Faktoren entsteht. Menschen, die schwierige Lebensereignisse wie beispielsweise den Verlust eines Arbeitsplatzes, den Tod eines geliebten Menschen oder eine traumatische Erfahrung durchgemacht haben, haben ein höheres Risiko für eine Depression. Außerdem gibt es Wechselbeziehungen zwischen Depressionen und anderen Krankheiten. (So können beispielsweise Herz-Kreislauf-Erkrankungen zu Depressionen führen und umgekehrt.) Und was die Sache noch schlimmer macht: Depressionen können das Funktionieren der Menschen im Alltagsleben beeinträchtigen, was ihre Lebenssituation verschlechtert und auf diese Weise wiederum die Depression verstärkt.

Inzwischen gibt es viele wirksame Behandlungsmethoden für Depressionen – beispielsweise psychologische Verfahren wie die kognitive Verhaltenstherapie (KVT) oder Antidepressiva wie die selektiven Serotonin-Wiederaufnahmehemmer. Doch leider hat noch nicht einmal die Hälfte aller weltweit von Depressionen betroffenen Patienten Zugang zu solchen Behandlungsverfahren. (In vielen Ländern sind es sogar unter 10 Prozent.) Es gibt viele Barrieren, die einer wirksamen Behandlung entgegenstehen, zum Beispiel den Mangel an hierfür ausgebildeten Ärzten und Therapeuten (der nicht nur den Zugang zur Therapie erschwert, sondern auch zu Fehleinschätzungen und -diagnosen führen kann), das soziale Stigma, das psychischen Erkrankungen anhaftet, und die Behandlungskosten (Medikamente und Psychotherapie).

Dieses Buch möchte versuchen, einige dieser Barrieren zu überwinden, indem es Ihnen eine Reihe von Selbsthilfemaßnahmen an die Hand gibt, die auf der KVT, einer der führenden evidenzbasierten Gesprächstherapien für Depressionen, aufbauen. Außerdem erhalten Sie Tipps zum Kampf gegen Ihren »inneren Schweinehund«, der immer alles auf die lange Bank schieben will, Ratschläge für Achtsamkeits- und Dankbarkeitsübungen und Empfehlungen für eine gesündere Lebensweise. Wenn Sie all das regelmäßig üben, können Sie (davon sind wir fest überzeugt) Fähigkeiten entwickeln, die depressiven Menschen wissenschaftlichen Untersuchungen zufolge zu mehr Wohlbefinden verhelfen – und zwar nicht nur kurz-, sondern auch langfristig. Bei leichteren Depressionsformen und für Patienten, die vielleicht nicht so gern Medikamente einnehmen möchten (beispielsweise Kinder, Jugendliche oder Frauen, die eine Schwangerschaft planen), können diese Selbstbehandlungsschritte besonders hilfreich sein.

Eines sollten Sie jedoch nicht vergessen: Zwar haben wir die Behandlungsschritte in diesem Buch in sehr einfachen Worten beschrieben; trotzdem ist uns durchaus bewusst, dass

»einfach« nicht gleichbedeutend mit »leicht« ist. Man muss schon eine Menge *Motivation* und *Engagement* aufbringen, um diese Selbstbehandlungsmaßnahmen auszuprobieren. Und Motivation und Engagement sind nun einmal gewissen Schwankungen ausgesetzt – selbst bei *nicht depressiven* Menschen. Wenn Sie also eine Ihnen nahestehende Unterstützungsperson haben, kann diese Person als Coach fungieren (das heißt als jemand, der Sie ermutigt und Ihnen mit Rat und Tat zur Seite steht, während Sie dieses Buch durcharbeiten). Sie sollte jedoch nicht als Ihr Therapeut agieren. (Ein Therapeut ist ein hierfür ausgebildeter Psychologe oder Mediziner, der Sie berät, Ihnen Fähigkeiten zum Umgang mit Ihrer Erkrankung vermittelt und Ihr persönliches Leben durchleuchtet und analysiert). Untersuchungen zeigen nämlich, dass man mit höherer Wahrscheinlichkeit konsequent auf ein Ziel hinarbeitet, wenn man einem anderen Menschen darüber Rechenschaft ablegen muss.

Wenn Sie Ihre Chancen auf ein besseres psychisches Wohlbefinden maximieren wollen, sollten Sie außerdem *flexibel* in Ihrem *Denken* und Ihrer *Bereitschaft* zur Durchführung bestimmter Selbsthilfemaßnahmen sein. Ferner erfordert dieser Prozess *Offenheit und Ehrlichkeit*: Sie sollten offen für die Möglichkeit sein, dass Ihre bisherige Denkweise möglicherweise nicht richtig ist (vor allem, wenn Ihre Stimmung gerade mal wieder an einem Tiefpunkt angelangt ist) und dass Ihr Handeln vielleicht nicht Ihren langfristigen Zielen dient. Und nicht zuletzt sollten Sie auch bereit sein, sich um andere Denk- und Verhaltensweisen zu bemühen. *Denn wenn Sie so weitermachen wie bisher, wird höchstwahrscheinlich auch Ihr Leben so weitergehen wie bisher.*

Deshalb bitten wir Sie, Ihre Skepsis auf später zu verschieben. Nehmen Sie sich fest vor, dieses Buch zu lesen, die darin beschriebenen Behandlungsschritte konsequent zu üben – und dann warten Sie einfach ab. Wir haben dieses Buch so geschrieben, dass es leicht zu lesen ist. Außerdem enthält es zahlreiche praktische Beispiele (viele davon aus unserem eigenen Leben), Arbeitsblätter, Zitate und Patientengeschichten, um Ihnen den Einstieg zu erleichtern und Sie zum Weitermachen zu motivieren.

Denken Sie daran: Die Depression ist eine echte Erkrankung. Sie kommt ziemlich häufig vor. Und es handelt sich dabei um eine schwerwiegende Störung. Doch zum Glück lässt sie sich sehr gut behandeln. Wir hoffen, Ihnen mit diesem Buch einen guten Start für Ihren Weg aus der Depression zu ermöglichen.

Simon A. Rego, Doktor der Psychologie

SCHRITT 1

WAS IST EINE DEPRESSION?

Die (auch als klinische Depression bezeichnete) Major Depression ist eine diagnostizierbare psychiatrische Erkrankung, die sich bei jedem Menschen anders äußert. Trotzdem ist es wichtig, die häufigsten Zeichen und Symptome einer Depression zu kennen. Das ist sogar der erste Schritt im Kampf gegen die Depression: Man muss zunächst einmal definieren, was der Begriff »klinische Depression« überhaupt bedeutet. Wenn Ihnen die Zeichen und Symptome einer klinischen Depression bewusst sind, werden Sie Ihre Gefühle besser verstehen. Außerdem können Sie dem Arzt oder Therapeuten diese Symptome dann auch leichter beschreiben, sodass er Ihnen besser helfen kann. Wenn Ihr Arzt oder Therapeut versteht, was Sie fühlen oder erleben, wenn bei Ihnen Symptome einer Depression auftreten, hat er das Rüstzeug, das er braucht, um Ihnen den Start in Ihren Heilungsprozess zu erleichtern. Deshalb wollen wir das Phänomen »Depression« nun einmal etwas genauer beleuchten.

Wie sieht es in der Psyche eines depressiven Menschen aus?

Wenn Sie den Begriff *klinische Depression* hören, denken Sie vielleicht an jemanden, der unter einigen der unten beschriebenen Symptome leidet – und vielleicht sind dieser Mensch sogar Sie selbst. Kommt Ihnen eines oder kommen Ihnen gar mehrere dieser neun Symptome bekannt vor?

1. Man ist den größten Teil des Tages in niedergeschlagener Stimmung,
2. das Interesse oder die Freude an allen oder fast allen Tätigkeiten lässt deutlich nach,
3. erhebliche Gewichtsabnahme (ohne Diät), Gewichtszunahme oder Ab- oder Zunahme des Appetits,
4. Schlafstörungen (oder übermäßig vieles Schlafen),
5. Aufmerksamkeits- und/oder Konzentrationsprobleme, die häufig als »Brain Fog« erlebt werden (das heißt, man hat Schwierigkeiten, sich etwas zu merken),
6. wiederkehrende Todes- und/oder Suizidgedanken,
7. übermäßiges Gefühl der Schuld und/oder Wertlosigkeit,
8. Ruhelosigkeit (zum Beispiel mit den Beinen wackeln, herumzappeln, die Hände ringen, im Zimmer hin- und herlaufen),
9. Energielosigkeit und/oder Gefühl der Erschöpfung, und zwar täglich (zum Beispiel fällt es einem schwer, sich selbst zu den kleinsten Aktivitäten wie Duschen oder Essen aufzuraffen).

Das sind die Symptome einer klinischen Depression, die im *Diagnostic and Statistical Manual of Mental Disorders (DSM-5)* aufgeführt sind. Das *DSM-5* ist ein umfassendes Nachschlagewerk, das Psychologen und Psychiater zur Diagnostik psychischer Erkrankungen heranziehen. Bitte kreuzen Sie alle Symptome an, unter denen Sie leiden. Wenn Sie fast täglich den größten Teil des Tages unter mindestens fünf dieser Symptome leiden, und das seit mindestens zwei Wochen, liegt bei Ihnen wahrscheinlich eine klinische Depression vor. Wenn das so ist, wissen Sie, wie sehr einen diese Erkrankung körperlich und emotional auslaugen kann. Übrigens geht es auch mir (Sarah) so, denn ich habe diese Krankheit durchgemacht. Hier eine kleine Momentaufnahme meines Befindens, bevor ich Hilfe fand:

> »Ich wollte das Haus nicht mehr verlassen, weil es mich einfach zu viel Kraft kostete aufzustehen, zu duschen und hinauszugehen. Ich kapselte mich von meinen Freunden ab, weil ich überzeugt davon war, dass sie meine Gesellschaft lästig, störend und ermüdend fanden. Immer wieder kreisten meine Gedanken um negative Dinge und ich hatte das Gefühl, nichts wert zu sein. Außerdem fiel es mir schwer, mir etwas zu merken, und ich fand nur wenig Trost in Aktivitäten, die mich früher begeistert hatten, wie beispielsweise zu schreiben, zu singen oder mit meinem Hund und meinen Katzen zu spielen. Außerdem hatte ich fast gar keinen Appetit mehr; ich musste mich zum Essen zwingen.«

Kommt Ihnen das bekannt vor? Können Sie nachempfinden, in was für einer psychischen Verfassung ich mich damals befand? Das war eine klinische Depression: Ich hatte alles, was mir früher einmal Freude gemacht hatte, vergessen. Und da mir nichts mehr Freude bereitete, verspürte ich auch keine Motivation, mich zu meinen normalen Alltagsaktivitäten aufzuraffen. Und ich hatte auch nicht die Kraft, Freunde oder andere Unterstützungspersonen um Hilfe zu bitten. Dadurch wurde meine Situation noch schlimmer, denn Isolation kann die Symptome einer Depression verstärken.

Wenn Sie an einer Depression leiden, versuchen Sie bitte, daran zu denken, dass Sie damit nicht allein dastehen. Es gibt viele Menschen, denen es aufgrund ihrer Depression schwerfällt, sich selbst zu noch so kleinen Aktivitäten aufzuraffen. Das kann sehr frustrierend sein, denn eigentlich möchten Sie ja mit Ihren Freunden zusammen sein, ausgehen und Spaß haben oder sich mit einem Hobby beschäftigen, das Ihnen früher einmal Freude bereitet hat; aber denken Sie daran: Sie leiden an einer echten medizinischen Erkrankung, die dazu führt, dass es Ihnen schwerfällt, in Ihrem Alltagsleben richtig zu funktionieren – jedenfalls *momentan*. Und genau darauf kommt es an: Auch wenn Sie *momentan* an einer Depression leiden, *können Sie diese Erkrankung überwinden*. Sie brauchen nur bestimmte Maßnahmen zu ergreifen, damit es Ihnen wieder besser geht.

Nun, da ich Ihnen von meiner eigenen Erfahrung mit einer Depression erzählt habe, nehmen Sie sich bitte einmal einen Moment Zeit, um über Ihre Symptome nachzudenken und sich zu überlegen, wie die Depression Ihr Leben beeinträchtigt:

____

____

____

ACHTUNG! Wenn Sie unter ständigen Gedanken an Tod, Suizid oder selbstschädigendes Verhalten oder anderen Symptomen einer schweren psychischen Erkrankung leiden, legen Sie dieses Buch bitte beiseite und wählen Sie die Notrufnummer oder begeben Sie sich in die Notaufnahme des nächstgelegenen Krankenhauses. Denn solche Symptome deuten darauf hin, dass sofort etwas für Ihre psychische Gesundheit getan werden muss. Denken Sie daran: Ihr Leben ist wichtig, und es lohnt sich. Sie können auch die Telefonseelsorge anrufen (kostenlose Rufnummer 0800-111 0 111 oder 0800-111 0 222, rund um die Uhr erreichbar).

Wie wirkt eine Depression sich auf Ihren Körper aus?

Das Leben mit einer klinischen Depression belastet nicht nur die Seele, sondern auch den Körper. Wir wollen uns nun anschauen, wie eine Depression sich auf Ihren Körper auswirken kann. Kommen folgende physische Symptome einer Depression, die im *DSM-5* aufgelistet sind, Ihnen bekannt vor?

- Sie schlafen zu wenig (Insomnie) oder zu viel (Hypersomnie).
- Sie leiden unter Energielosigkeit und/oder Erschöpfung.
- Sie leiden unter vermehrter Unruhe (das heißt, Sie sind zitterig, zappeln herum, ringen die Hände oder laufen im Zimmer auf und ab) oder Lethargie (verlangsamtem Sprechen und/oder Gehen).

Haben Sie schon mal eines dieser körperlichen depressiven Symptome erlebt? Bitte schreiben Sie die bei Ihnen auftretenden Symptome in die unten stehenden Leerzeilen und notieren Sie sich dazu auch, wie Sie normalerweise damit umgehen. Vielleicht waren diese Manifestationen Ihrer Depression für Sie so überwältigend, dass Sie gar nicht richtig damit umgehen konnten; falls das so sein sollte, schreiben Sie es ruhig auf. Gestehen Sie sich die Erfahrungen, die Sie mit Ihrer Depression gemacht haben, offen ein und versuchen Sie, sich deshalb nicht zu verurteilen. Seien Sie einfach ehrlich.

WER HAT EIN BESONDERS HOHES RISIKO FÜR DEPRESSIONEN?

Vielleicht haben Sie schon gehört, dass eine Depression durch ein Ungleichgewicht chemischer Botenstoffe im Gehirn entstehen kann. Das ist eine weitverbreitete, aber umstrittene Überzeugung. Dagegen betont die Harvard Medical School auf ihrer Website, dass diese Erkrankung zu komplex ist, um sie nur einer einzigen Ursache zuzuschreiben. Depressionen können aus einer Vielfalt verschiedener Faktoren entstehen. Zu den möglichen Ursachen gehören: genetische Veranlagung, schwerwiegende Erkrankungen, bestimmte Medikamente, Probleme mit der Stimmungsregulation und belastende Lebensereignisse. Menschen, in deren Familie ein Todesfall aufgetreten ist, die eine Scheidung oder ein traumatisches Ereignis (zum Beispiel physische oder emotionale Misshandlung oder sexuellen Missbrauch) erlebt haben, tragen ein deutlich höheres Risiko, eine Depression zu entwickeln.

Traumatisierte Menschen leiden häufig nicht nur unter einer Depression, sondern gleichzeitig auch an einer posttraumatischen Belastungsstörung (PTBS). Beide Krankheitsbilder äußern sich teilweise in ähnlichen Symptomen: zum Beispiel Konzentrationsstörungen, einem Gefühl der Distanz zu anderen Menschen, Schlafstörungen und der Schwierigkeit, positive Emotionen zu empfinden. Eine Depression oder PTBS führt auch zu einer Zunahme negativer Überzeugungen oder Erwartungen im Hinblick auf die eigene Person und dazu, dass die Betroffenen weniger Interesse oder Freude an Tätigkeiten zeigen, die ihnen vorher Spaß gemacht haben.

Manchmal tritt eine Depression auch ohne erkennbare Ursache auf. Wenn das bei Ihnen der Fall sein sollte, wissen Sie, wie frustrierend das sein kann. Doch Ihre Depression ist trotzdem real – auch wenn Sie nicht wissen, wodurch sie hervorgerufen wurde. Der Depression liegt ein ebenso konkretes Krankheitsgeschehen zugrunde wie jeder anderen Erkrankung; nur leider weiß man eben manchmal nicht, wodurch sie entstanden ist. Aber es gibt auch eine gute Nachricht: Selbst wenn wir die Ursache einer Depression nicht kennen, lässt sie sich doch sehr gut behandeln.

Depressionsfragebogen

In den 1960er-Jahren war der Psychiater Dr. Aaron T. Beck ein Wegbereiter der kognitiven Verhaltenstherapie (KVT). Die KVT will Menschen helfen, die unter negativen Gedanken (zum Beispiel: »Ich bin ein totaler Versager!«) und maladaptivem Verhalten (zum Beispiel zu viel schlafen, sich von Freunden und Familienangehörigen abkapseln) leiden – typischen Begleiterscheinungen einer klinischen Depression. Die KVT kann solchen Menschen helfen, indem sie ihnen neue Fähigkeiten vermittelt, die dazu führen, dass es ihnen wieder besser geht. In dem Wissen, dass eine Depression die verschiedensten Symptome verursachen und in unterschiedlichen Schweregraden (von leicht bis sehr schwer) auftreten kann, entwickelte Dr. Beck das Beck-Depressions-Inventar (BDI), das Menschen dabei helfen soll, den Schweregrad der verschiedenen Symptome einer Depression (und der Depression selbst) zu beurteilen.

Seitdem wurden noch viele andere Inventare und Fragebögen zur Beurteilung von Depressionen entwickelt. Einige davon (zum Beispiel der im Folgenden abgedruckte Fragebogen) entsprechen den neun Hauptkriterien für eine Depression aus dem *DSM-5*. Dieser Fragebogen vermittelt Ihnen eine Vorstellung von den Symptomen, auf denen die Diagnose »Depression« beruht. Außerdem macht er Ihnen bewusst, wie stark diese Symptome bei Ihnen ausgeprägt sind und wie schwer Ihre Depression ist. Der Fragebogen kann Ihnen auch bei der Entscheidung helfen, ob Sie professionelle Hilfe suchen sollten oder nicht.

Der unten stehende Selbsttest ist der Patientenfragebogen (PHQ-9). Machen Sie diesen Test gleich jetzt, um eine bessere Vorstellung vom jetzigen Schweregrad Ihrer Depression zu gewinnen. Zu jeder Frage können Sie eine von vier Antworten ankreuzen. Schreiben Sie die Zahlen, die Ihren Antworten entsprechen, in die Leerzeilen neben den Fragen. Sie können diesen Test jederzeit wiederholen – entweder in regelmäßigen Zeitabständen während der Lektüre dieses Buches oder zumindest dann, wenn Sie es fertig gelesen und alle Übungen gemacht haben –, um festzustellen, ob sich etwas am Schweregrad Ihrer Depression verändert hat.

PATIENTENFRAGEBOGEN (PHQ-9)

Diesen Depressionstest können Sie selbst auswerten. Das Ergebnis finden Sie am Ende des Tests.

Wie oft fühlten Sie sich im Verlauf der letzten zwei Wochen durch folgende Beschwerden beeinträchtigt?

1. Wenig Interesse oder Freude an Ihren Tätigkeiten? ____

0 Überhaupt nicht
1 An einzelnen Tagen
2 An mehr als der Hälfte der Tage
3 Beinahe jeden Tag

2. Niedergeschlagenheit, Schwermut oder Hoffnungslosigkeit? ____

0 Überhaupt nicht
1 An einzelnen Tagen
2 An mehr als der Hälfte der Tage
3 Beinahe jeden Tag

3. Schwierigkeiten, ein- oder durchzuschlafen, oder vermehrter Schlaf? ____

0 Überhaupt nicht
1 An einzelnen Tagen
2 An mehr als der Hälfte der Tage
3 Beinahe jeden Tag

4. Müdigkeit oder das Gefühl, keine Energie zu haben? ____

0 Überhaupt nicht
1 An einzelnen Tagen
2 An mehr als der Hälfte der Tage
3 Beinahe jeden Tag

5. Verminderter Appetit oder übermäßiges Bedürfnis zu essen? ____

0 Überhaupt nicht
1 An einzelnen Tagen
2 An mehr als der Hälfte der Tage
3 Beinahe jeden Tag

6. Schlechte Meinung von sich selbst; Gefühl, ein Versager zu sein oder die Familie im Stich gelassen zu haben? ____

0 Überhaupt nicht
1 An einzelnen Tagen
2 An mehr als der Hälfte der Tage
3 Beinahe jeden Tag

7. Schwierigkeiten, sich auf etwas zu konzentrieren, zum Beispiel beim Zeitunglesen oder Fernsehen? ____

0 Überhaupt nicht
1 An einzelnen Tagen
2 An mehr als der Hälfte der Tage
3 Beinahe jeden Tag

8. Waren Ihre Bewegungen oder Ihre Sprache so verlangsamt, dass es auch anderen auffallen würde? Oder waren Sie im Gegenteil »zappelig« oder ruhelos und hatten dadurch einen stärkeren Bewegungsdrang als sonst? ____

0 Überhaupt nicht
1 An einzelnen Tagen
2 An mehr als der Hälfte der Tage
3 Beinahe jeden Tag

9. Gedanken, dass Sie lieber tot wären oder sich Leid zufügen möchten? ____

0 Überhaupt nicht
1 An einzelnen Tagen
2 An mehr als der Hälfte der Tage
3 Beinahe jeden Tag

Auswertung: Rechnen Sie alle Punkte in den Leerzeilen zusammen und schreiben Sie die Summe in die unten stehende Zeile. (Die höchstmögliche Punktzahl beträgt 27, die niedrigste Punktzahl 0.)
Meine Punktzahl: ____/ 27

Was bedeutet Ihre Punktzahl im PHQ-9?

0–4 Punkte: Gesund

5–9 Punkte: Unauffällig

10–14 Punkte: Leichte Depression

15–19 Punkte: Mittelgradige Depression

20–27 Punkte: Schwere Depression

Falls Sie bei Frage 9 mehr als null Punkte erhalten haben sollten, suchen Sie bitte sofort professionelle Hilfe. Eine Punktzahl zwischen 15 und 27 erfordert in der Regel eine aktive Behandlung mit Psychotherapie, Medikamenten oder einer Kombination aus beidem. Spiegelt sich in Ihrer Punktzahl Ihre jetzige Stimmung wieder? Warum oder warum nicht? Haben einige Ihrer Antworten auf diese Fragen Sie überrascht? Warum oder warum nicht? Schreiben Sie Ihre Ideen oder Kommentare zu Ihren Antworten bitte in die unten stehenden Leerzeilen:

Werden Sie sich über Ihre Probleme klar

Eine Depression kann sich auf viele verschiedene Arten und in unterschiedlichen Schweregraden äußern. Außerdem kann sie mit anderen psychischen Erkrankungen wie beispielsweise einer Angst- oder Panikstörung, ADHS oder Substanzmissbrauch einhergehen. All das sind Begleiterkrankungen einer Depression, auf die wir an späterer Stelle in diesem Kapitel noch näher eingehen werden. Vorläufig wollen wir uns erst einmal mit den Erkrankungen beschäftigen, an die man im Allgemeinen denkt, wenn man das Wort *Depression* hört. Dazu gehören: die Major Depression (auch als klinische Depression bezeichnet), die Dysthymie (persistierende depressive Störung), die bipolare Störung und die Wochenbettdepression. Unabhängig von der Art der Depression, an der Sie leiden, kann dieses Arbeitsbuch Ihnen helfen, wieder Licht am Ende des Tunnels zu sehen.

MAJOR DEPRESSION (KLINISCHE DEPRESSION)

Wer unter einer Major Depression (auch als klinische Depression oder manchmal einfach nur als Depression bezeichnet) leidet, ist niedergeschlagen und/oder seine Motivation, sich mit seinen Alltagsaufgaben zu beschäftigen, hat nachgelassen. Um als klinische Depression bezeichnet zu werden, muss diese Veränderung der Stimmungslage und/oder Motivation mindestens zwei Wochen lang anhalten und mit mehreren anderen Symptomen (siehe Seite 12) einhergehen. Die niedergeschlagene oder schwermütige Stimmung und das daraus resultierende Verhalten unterscheiden sich erheblich davon, wie man sich verhält, wenn man in bester Stimmung ist.

Um die Kriterien einer klinischen Depression zu erfüllen, muss diese Erkrankung auch Probleme im Arbeitsleben, in den sozialen Interaktionen mit Freunden, in der Bewältigung der häuslichen Aufgaben und/oder dem Studium beziehungsweise der Ausbildung des Patienten verursachen. Er leidet unter einer starken Stimmungsveränderung, die sich eindeutig auf sein Verhalten auswirkt. Ein Student, der an einer Major Depression leidet, erhält vielleicht plötzlich sehr viel schlechtere Noten. Möglicherweise kapselt er sich auch von seinen Freunden ab, indem er Einladungen zu sozialen Anlässen ablehnt.

PERSISTIERENDE DEPRESSIVE STÖRUNG (DYSTHYMIE)

Die Symptome einer persistierenden depressiven Störung (Dysthymie) ähneln denen einer Major Depression, halten aber meist monatelang an. Die Symptome sind normalerweise schwächer ausgeprägt, treten aber dafür jahrelang immer wieder auf, während

Episoden einer Major Depression kürzer andauern. Der Schweregrad der depressiven Symptome bei einer Dysthymie kann im Lauf der Jahre erheblich schwanken; doch die typischen Merkmale – niedriges Selbstwertgefühl, Schlafstörungen, Energiemangel oder Erschöpfung (Fatigue), Veränderungen des Appetits, Konzentrationsprobleme und Gefühle der Hoffnungslosigkeit – verschwinden dabei nie länger als für einen Zeitraum von zwei Monaten. Zusätzlich zur Dysthymie können auch noch depressive Episoden auftreten; das bedeutet, dass diese leichte Niedergeschlagenheit gleichzeitig mit einer Major Depression-Episode bestehen kann. Dieses Phänomen bezeichnet man normalerweise als doppelte Depression.

BIPOLARE STÖRUNG

Die (früher als manische Depression bezeichnete) bipolare Störung geht mit erheblichen Stimmungsschwankungen und entsprechendem Verhalten einher: von überschwänglicher Euphorie bis zu völliger Hoffnungslosigkeit. »Bipolar« bedeutet nichts anderes als *zwei Pole,* mit anderen Worten: zwei einander entgegengesetzte Stimmungslagen. Die gehobene Stimmungsphase wird als manische (bipolare Störung Typ I) oder hypomanische (bipolare Störung Typ II) Episode bezeichnet, die gedrückte Stimmungsphase als depressive Episode. Menschen mit bipolarer Störung machen zwischendurch auch immer wieder Phasen »normaler« oder »stabiler« Stimmung durch – vor allem, wenn sie mit Medikamenten und Psychotherapie behandelt werden.

Im Gegensatz zu einer weitverbreiteten Ansicht haben nicht alle Menschen mit bipolarer Störung ausgeprägte manische Phasen. Patienten mit bipolarer Störung Typ II erleben in den Zeiten, in denen sie gehobener Stimmung sind, eine Hypomanie (leichte Manie), die sie in ihrem sozialen oder beruflichen Leben nicht beeinträchtigt und auch keinen Krankenhausaufenthalt erforderlich macht. Manchmal fühlt sich das einfach nur gut an, und vielleicht ist man in solchen Phasen auch besonders produktiv. Doch leider kann sich der hypomanische »Lichtschalter« blitzschnell umlegen, und dann verfällt der Patient in eine Depression.

WOCHENBETTDEPRESSION

Die Wochenbettdepression ist eine erstaunlich häufige Form der Depression: Jede neunte Frau leidet nach der Geburt eines Kindes darunter. Frauen mit Wochenbettdepression erleben überwältigende Gefühle, die von Traurigkeit bis hin zu starker Angst reichen. Manchmal sind sie körperlich und emotional total erschöpft; das erschwert es ihnen, gut für sich und ihr Baby zu sorgen. Es ist nicht die Schuld der jungen Mutter, wenn sie an einer Wochenbettdepression erkrankt: Diese Depression ist eine ebenso ernst zu nehmende psychische Erkrankung und erfordert die gleiche Beachtung und Fürsorge wie jede andere Depressionsform.

DEPRESSIONEN UND BEGLEITERKRANKUNGEN

Menschen mit Depressionen können zusätzlich unter einer oder mehreren der unten beschriebenen Begleiterkrankungen leiden. Oft geht eine Depression beispielsweise mit einer Angststörung einher. Wie ist das bei Ihnen? Haben Sie schon einmal unter Symptomen der unten stehenden Begleiterkrankungen gelitten? Oder befürchten Sie, dass bei Ihnen irgendwann solche Symptome auftreten könnten?

ANGSTSTÖRUNG. Zu den Symptomen einer Angststörung gehören beunruhigende Gedanken, Nervosität und ein Gefühl des inneren Unbehagens. Wir alle haben hin und wieder Angst; das gehört zum Leben dazu. Doch wenn die Angst tagtäglich Ihr Denken und Handeln beherrscht, wird sie zur Angststörung. Wenn Sie unter einer solchen Störung leiden, überfällt Sie vielleicht auch hin und wieder plötzlich ein Gefühl extremer Angst. Auf dieses Problem, das man als Angst- oder Panikattacke bezeichnet, kommen wir gleich noch zu sprechen. Zu ihrer Angststörung hat Sarahs Psychotherapeut ihr einmal erklärt, Depression und Angst seien zwei Seiten ein und derselben Medaille; und das erschien ihr auch durchaus plausibel, denn nach einer depressiven Phase verfiel sie normalerweise in Angstzustände.

AUFMERKSAMKEITSDEFIZIT-HYPERAKTIVITÄTSSTÖRUNG (ADHS). Wir alle kennen die uralte Klischeevorstellung von einem Menschen, der unter ADHS leidet: das Kind, das im Klassenzimmer herumrennt, nicht still sitzen und sich nicht auf den Unterricht konzentrieren kann. Heute weiß man, dass auch Jugendliche und Erwachsene an ADHS leiden können. Zu den Symptomen dieser Störung gehören Unaufmerksamkeit (Konzentrationsprobleme, schlechte Leistungen in der Schule beziehungsweise bei der Arbeit, schlechtes Zeitmanagement), Hyperaktivität und Impulsivität (Herumzappeln, ständiges Reden, Anderen-ins-Wort-Fallen). Solche Symptome können zu einer depressiven Stimmung beitragen, weil sie oft dazu führen, dass die Mitmenschen sich von einem zurückziehen. Deshalb fühlen Patienten mit ADHS sich häufig missverstanden, einsam, ja sogar depressiv.
(Bitte beachten: Eine Major Depression tritt bei Menschen mit ADHS eher selten auf. Diese Depressionsform findet man häufiger in der Allgemeinbevölkerung.)

PANIKSTÖRUNG. Diese Störung zeichnet sich durch wiederkehrende Panikattacken aus: Die Betroffenen verfallen plötzlich in heftige Angst oder Panik. Zu den Symptomen gehören Atemnot, Schweißausbrüche, Zittern; manchmal hat der Patient sogar das Gefühl, dass sein Tod kurz bevorsteht. Wenn eine anhaltende Panikstörung nicht von einem Psychotherapeuten oder Psychiater behandelt wird, kann sie die Lebensqualität des Patienten beeinträchtigen. Wer an einer Panikstörung leidet, kapselt sich manchmal von seinen Mitmenschen ab, weil er sich missverstanden fühlt, Angst vor negativer Beurteilung hat oder fürchtet, irgendetwas Peinliches zu tun, wenn er im Beisein anderer Menschen eine Panikattacke erleidet. Diese Isolation kann zu einem Gefühl der Depressivität beitragen. Wenn Sarah ihre Panikattacken hatte, fühlte sie sich missverstanden und hatte sogar das Gefühl, sich irgendwie komisch zu verhalten; doch heutzutage kann man vieles tun, um Menschen mit einer Panikstörung zu helfen. Bitte suchen Sie Rat bei einem Arzt, Psychotherapeuten oder Psychiater. Sie müssen nicht länger mit der Angst leben, von einer Panikattacke überfallen zu werden, wenn Sie am allerwenigsten damit rechnen!

SAISONAL-AFFEKTIVE STÖRUNG (SAD). Diese Störung mit dem treffenden Namen (*sad* ist das englische Wort für »traurig«) gehört wie die Wochenbettdepression zu den Depressionen. (Das heißt, sie wird im *DSM-5* nicht als gesonderte affektive Störung aufgeführt.) Bei der SAD treten die depressiven Episoden immer zu einer bestimmten Jahreszeit auf. Wenn Sie an einer SAD leiden, geht es Ihnen im Frühjahr und im Sommer vielleicht blendend; doch im Herbst und im Winter verfallen Sie in eine sehr gedrückte Stimmung. (Deshalb bezeichnet man diese Erkrankung auch als Winterdepression.) In seltenen Fällen erleben Patienten mit SAD aber auch im Sommer depressive Episoden. Falls Sie nur in den Wintermonaten unter den typischen Symptomen einer Depression leiden, haben Sie vielleicht eine SAD.

Kommen Ihnen die Symptome einiger hier beschriebener Begleiterkrankungen einer Depression bekannt vor? Tragen Sie (falls zutreffend) Ihre Erfahrungen mit diesen Erkrankungen in die unten stehenden Leerzeilen ein. Falls Sie den Verdacht haben, an einer dieser Störungen zu leiden, die bei Ihnen bisher noch nicht diagnostiziert wurde, sollten Sie mit Ihrem Arzt, Psychotherapeuten oder Psychiater über Ihre Symptome sprechen.

Die Wochenbettdepression hat keine einzelne Ursache; sie kann aus emotionalen und physischen Faktoren entstehen. Nach der Entbindung fallen der Östrogen- und Progesteronspiegel, aber auch der Spiegel einiger Schilddrüsenhormone bei der jungen Mutter rapide ab. Das kann sich negativ auf ihre Stimmung und ihr Energieniveau auswirken und zur Entstehung einer Wochenbettdepression beitragen. Doch laut *DSM-5* beginnen rund 50 Prozent aller Episoden einer Wochenbettdepression bereits vor der Entbindung. Machen Sie nicht den Fehler, diese Gefühle zu verharmlosen – egal an welchem Punkt Ihres Lebens als werdende oder junge Mutter Sie gerade stehen!

Welche der soeben beschriebenen Depressionsformen kommt Ihnen am ehesten bekannt vor? Wie würden Sie jemandem, der nicht weiß, wie eine Depression sich anfühlt, Ihre Symptome schildern? Schreiben Sie das bitte in die unten stehenden Leerzeilen:

Zusammenfassung

In diesem Kapitel haben wir die verschiedenen Depressionsformen beschrieben und erklärt, an welchen Zeichen und Symptomen man sie erkennt. Der erste Schritt zur Heilung einer Depression besteht darin, sie zu entmystifizieren; auch damit haben wir in diesem ersten Kapitel begonnen. In Schritt 2 werden wir uns mit einer Behandlungsmethode beschäftigen, die die Eigeninitiative des Patienten stärkt: der bereits erwähnten kognitiven Verhaltenstherapie (KVT). Die KVT hat schon vielen Menschen geholfen, sich aus den bedrückenden Fesseln einer Depression zu befreien. Doch zunächst einmal sollten Sie darüber nachdenken, welche Erkenntnisse dieses Kapitel Ihnen gebracht hat, und diese hier zu Papier bringen:

____

____

____

____

Hausaufgabe

Und jetzt erhalten Sie noch ein paar konkrete Aufgaben, an denen Sie arbeiten sollten, während Sie beginnen, Ihre depressiven Symptome allmählich immer besser in den Griff zu bekommen:

- Welche Symptome einer Depression treten bei Ihnen am häufigsten auf?

____

____

____

____

- Was verschafft Ihnen am meisten Erleichterung, wenn Sie unter diesen Symptomen leiden?

____

____

____

____

- Achten Sie einmal einen ganzen Tag lang auf Ihre Stimmung! Manche depressive Menschen sind morgens am niedergeschlagensten; bei anderen stellt sich die Traurigkeit eher abends oder nachts ein. Um welche Zeit leiden Sie am stärkten unter Ihrer Depression?

____

____

____

____

- Wenn Sie wieder einmal die Niedergeschlagenheit überkommt, rufen Sie einen Angehörigen, Freund oder irgendeinen anderen Menschen an, den Sie kennen und zu dem Sie Vertrauen haben. Wer den Kontakt zu Mitmenschen sucht, findet Ermutigung und Unterstützung und blickt mit mehr Hoffnung in die Zukunft. Stellen Sie hier eine Liste der Menschen auf, die Sie in solchen Situationen anrufen werden, und schreiben Sie ihre Telefonnummern daneben:

____

____

____

SCHRITT 2

STARTEN SIE IN IHRE THERAPIE!

Als Sarah ihren Sohn erwartete, beschloss sie, das Antidepressivum, das sie unter Aufsicht ihres Arztes einnahm, abzusetzen. Sie wollte versuchen, ihre Ängste und Depressionen mit einer anderen Methode zu behandeln; doch andererseits wollte sie natürlich auch sichergehen, während ihrer Schwangerschaft bei guter psychischer Gesundheit zu sein. Also unterzog sie sich in einer Klinik ihrer Stadt einer kognitiven Verhaltenstherapie (KVT). Dort erlernte sie gut umsetzbare Methoden, um ihre depressiven Gefühle in den Griff zu bekommen. Als sie anfing, diese Verfahren einzusetzen, ging es ihr bald besser, als sie erwartet hatte. In Schritt 2 dieses Buches geht es darum, sich auf diesen Behandlungsprozess einzulassen: Wir wollen gemeinsam überlegen, wie Sie Ihre Depression mithilfe der KVT bekämpfen können.

Wie geht die KVT vor?

Die kognitive Verhaltenstherapie – manchmal auch einfach nur als kognitive Therapie (KT) bezeichnet – wurde in den 1960er-Jahren entwickelt und hat seitdem vielen Menschen bei der Überwindung aller möglichen Probleme geholfen. Bevor wir einen Blick hinter die Kulissen werfen, um ein bisschen mehr über die Entstehung der KVT zu erfahren, möchten wir Ihnen versichern, dass dieser Therapieansatz die Symptome Ihrer Depression und Angststörung genauso wirksam lindern kann wie bei Sarah.

Laut einem Artikel, der im Jahr 2015 auf ScienceDaily.com (einer Website, die nicht medikamentöse Therapiealternativen auf ihre Evidenz hin untersucht) erschienen ist, lassen sich Depressionen mit einer KVT genauso wirksam behandeln wie mit Antidepressiva. Dieser Therapieansatz will Ihnen dabei helfen, Probleme, die Ihnen erdrückend erscheinen, auf konstruktive Weise zu bewältigen. Er gibt Ihnen Werkzeuge in die Hand, mit deren Hilfe Sie negative Gedanken hinterfragen können. Wenn Sie sich auf diese Behandlungsmethode einlassen, wird nicht nur Ihre depressive Stimmung nachlassen – auch Ihr Selbstvertrauen wird wachsen und Sie werden das Gefühl haben, Ihrer Depression nicht mehr machtlos gegenüberzustehen, sondern aktiv etwas dagegen tun zu können. All das kann zur Vorbeugung zukünftiger depressiver Episoden beitragen.

Kleiner Blick hinter die Kulissen

Wie wir bereits in Schritt 1 erwähnt haben, wurde die KVT in den 1960er-Jahren von Dr. Aaron T. Beck entwickelt, nachdem dieser Psychiater eine Reihe von Experimenten durchgeführt hatte, die die damals allgemein anerkannte (psychoanalytische) Depressionstheorie nicht beweisen konnten. Wie alle guten Wissenschaftler es tun, wenn ihre Hypothesen sich als nicht stichhaltig erweisen, entwickelte Dr. Beck daraufhin eine andere Theorie. Diese führte ihn zu der Erkenntnis, dass Menschen mit Depressionen unter verzerrten, negativen Gedanken und Überzeugungen leiden, die quasi »automatisch« in ihrem Inneren ablaufen (also oft außerhalb ihres direkten Bewusstseins liegen). Als er sich näher mit den Auswirkungen dieser heimtückischen Gedanken beschäftigte, wurde ihm klar: Wenn es gelänge, diese Gedanken in den Griff zu bekommen, wäre das ein wichtiger Schritt zu einem erfolgreichen neuen Therapieansatz für Depressionen. Er bezeichnete diese Behandlungsmethode als kognitive Therapie.

Außerdem erkannte Beck eindeutige Zusammenhänge zwischen *Gedanken* und *Gefühlen*. Er prägte sogar den Begriff *automatische Gedanken*, um zu veranschaulichen, wie ein emotional stark aufgeladener Gedanke ohne Vorwarnung im Kopf eines Menschen aufsteigen kann. Angenommen, Sie kommen zu spät zur Arbeit, und Ihr Vorgesetzter macht Ihnen deshalb Vorwürfe. In dieser Situation könnten Ihnen folgende automatische Gedanken kommen: »Mein Chef hält mich für unzuverlässig« und »Immer mache ich alles falsch«. Diese Gedanken rufen dann entsprechende Emotionen hervor – in diesem Fall vielleicht ein Gefühl der Scham oder Traurigkeit.

Beck stellte fest, dass diese automatischen Gedanken seinen Patienten oft gar nicht bewusst waren; doch mit etwas Übung konnten sie lernen, sie zu erkennen und mithilfe eines Therapeuten umzustrukturieren. Wenn jemand unter einer ständigen emotionalen Fehlregulation leidet – so stellte Beck fest –, hat er höchstwahrscheinlich meistens negative Gedanken. Man muss die Patienten auf diese Gedanken aufmerksam machen, damit sie sie erkennen und durchschauen, erkannte er. Sobald diese Selbsterkenntnis erreicht ist, können sie lernen, wie man solche Gedanken und Gefühle bekämpft und ein psychisch gesünderes Leben führt. Nach dieser Entdeckung begann Dr. Beck das KVT-Behandlungsmodell zu entwickeln.

Haben Sie auch automatische Gedanken? Wenn Ihnen momentan keine einfallen – keine Sorge: Während Ihrer Arbeit mit diesem Buch werden Sie Schritt für Schritt immer tiefere Einblicke in Ihr eigenes Innenleben gewinnen. Vorläufig genügt es, sich selbst »beim Denken zuzuhören«. Falls Ihnen dabei negative Gedanken auffallen sollten, schreiben Sie sie bitte in diese Leerzeilen:

____

____

____

____

____

____

____

____

KOGNITIVE VERZERRUNGEN

Die Erkenntnis, dass es kognitive Verzerrungen oder Irrtümer in Ihrem Denken gibt, ist ein wichtiger Bestandteil der KVT. Merken Sie es überhaupt, wenn Ihre Gedanken sich in falschen Bahnen bewegen? Wir haben einige häufige Formen kognitiver Verzerrungen für Sie zusammengestellt und anhand von Beispielen veranschaulicht. Falls Ihnen einige dieser Beispiele bekannt vorkommen sollten, kreuzen Sie die danebenstehenden Kästchen bitte an und machen Sie sich in den Leerzeilen am Ende dieses Infokastens ein paar Notizen dazu.

☐ **FILTERN/SELEKTIVE VERALLGEMEINERUNG:** Das bedeutet, dass man sich nur auf die negativen Seiten einer Situation konzentriert und alle positiven Aspekte ausblendet. Zum Beispiel: Ein Kommilitone hat Ihre Seminararbeit bewertet, und Sie richten Ihr Augenmerk nur auf seine kritischen Kommentare, merken dabei aber gar nicht, dass die meisten seiner Anmerkungen positiv sind.

☐ **SCHWARZ-WEISS-DENKEN/ALLES-ODER-NICHTS-DENKEN (DICHOTOMES DENKEN):** Bei dieser Denkweise gibt es keinen goldenen Mittelweg. Sie befinden sich entweder auf einer Seite des Spektrums oder auf der anderen. Zum Beispiel: Sie beantworten 90 Prozent eines aus zehn Fragen bestehenden Tests richtig. Doch obwohl Sie auf neun Fragen die passende Antwort gewusst haben, halten Sie sich für einen totalen Versager.

☐ **ZU STARKE VERALLGEMEINERUNGEN (ÜBERGENERALISIERUNG):** Wenn Sie einen einzigen Beleg für irgendetwas haben, glauben Sie, daraus eine allgemeine Regel ableiten zu können. Wer zu stark verallgemeinert, glaubt beispielsweise: Wenn einmal etwas schiefgelaufen ist, wird alles in meinem Leben schiefgehen – und diese Pechsträhne hört nie wieder auf. Zum Beispiel: Sie werden im Rahmen eines Arbeitsplatzabbaus entlassen und sind überzeugt davon, dass Ihnen in Ihrem nächsten, übernächsten ... Job garantiert wieder das Gleiche passieren wird.

☐ **VOREILIGE SCHLÜSSE/WILLKÜRLICHE SCHLUSSFOLGERUNGEN:** Wenn Sie etwas für wahr halten, ziehen Sie voreilige Schlussfolgerungen, ohne irgendwelche Beweise dafür zu haben. Zum Beispiel: Sie haben schon seit Längerem nichts mehr von einem Freund gehört und gehen davon aus, dass dieser Freund böse auf Sie ist. Er hat zwar nichts Derartiges verlauten lassen, aber Sie »wissen« einfach, dass es so sein muss.

☐ **KATASTROPHISIEREN:** Bei dieser Denkweise *sehen Sie voraus*, dass etwas Schreckliches passieren wird. Sie rechnen mit dem Schlimmsten. Zum Beispiel: Sie wirken bei einer Aufführung Ihrer städtischen Theatergruppe mit, und während Sie die Bühne betreten, denken Sie: »Ich werde bestimmt meinen ganzen Text vergessen.«

☐ **PERSONALISIERUNG:** Sie sehen sich als Ursache irgendeines negativen äußeren Ereignisses, obwohl Sie dafür eigentlich gar nichts können. Zum Beispiel: Sie gehen zu einem Rendezvous, das nicht gut läuft, und sind überzeugt davon, dass das *Ihre* Schuld sein muss (statt zu denken, dass Sie und Ihr Date vielleicht einfach nicht gut zusammenpassen oder dass die andere Person für den negativen Ablauf dieses Abends mitverantwortlich ist).

☐ **KONTROLLIRRTUM:** Sie halten sich für ein hilfloses Opfer äußerer Umstände – beispielsweise des Schicksals oder des Universums. Vielleicht haben Sie das Gefühl, für irgendetwas bestraft zu werden, obwohl Sie »nichts falsch gemacht haben«. Zum Beispiel: Sie verlieren ein wichtiges Dokument und geben dem Universum oder irgendeiner anderen äußeren Instanz die Schuld daran, weil Ihnen Ihrer Meinung nach irgendein Fluch anhaftet, gegen den Sie nichts tun können.

☐ **FAIRNESSTRUGSCHLUSS:** Bei dieser kognitiven Verzerrung haben Sie das Gefühl, aus irgendwelchen Gründen unfair behandelt zu werden, wenn irgendetwas nicht so läuft, wie es Ihrer Vorstellung von Fairness entspricht. Zum Beispiel: Ihr Zug hat Verspätung; deshalb kommen Sie zu spät zur Arbeit. Der Chef stellt Sie zur Rede, und das dämpft Ihre Stimmung, weil Sie es für unfair halten, wegen einer Zugverspätung getadelt zu werden.

☐ **SCHULDZUWEISUNGEN:** Bei dieser Denkweise macht man andere Menschen für das eigene Leiden verantwortlich. Zum Beispiel: Sie haben einen Streit mit Ihrem Partner und geben ihm die Schuld daran, dass Sie anschließend eine schlechte Meinung von sich haben.

☐ **»SOLLTE«-SÄTZE:** Das ist der Gedanke, dass irgendetwas oder irgendjemand – einschließlich Ihrer selbst – sich auf bestimmte Weise verhalten sollte. Sarahs Psychotherapeut sagte einmal zu ihr: »Hören Sie endlich auf, sich mit Ihrem ewigen ›sollte‹ das Leben zu verhunzen.« Daraufhin lachte sie; aber an dieser Idee ist durchaus etwas dran: Wenn Sie das Gefühl haben, dass Sie irgendetwas tun oder sein *sollten*, liegt das oft daran, dass Sie glauben, etwas falsch zu machen. Zum Beispiel: Sie denken, dass Sie jetzt eigentlich einkaufen gehen *sollten*, haben das aber auf die lange Bank geschoben, sitzen stattdessen vor dem Fernseher und haben deshalb ein schlechtes Gewissen.

☐ **EMOTIONALE BEWEISFÜHRUNG:** Bei dieser kognitiven Verzerrung haben Sie ein bestimmtes Gefühl und halten dieses Gefühl für eine Tatsache. Zum Beispiel: Sie sitzen im

Flugzeug, haben Angst und meinen, dieses Gefühl müsse bedeuten, dass mit dem Flugzeug etwas nicht in Ordnung ist.

☐ **IRRTUM DES WANDELS:** Sie glauben, dass andere Menschen sich ändern werden, wenn Sie sich das nur intensiv genug wünschen. Doch das stimmt nicht: Ein Mensch ändert sich nur dann, wenn er es will. Zum Beispiel: Sie leben in einer Beziehung mit einem suchtkranken Menschen und sind überzeugt davon, dass er von seiner Sucht loskommen wird, wenn Sie sich das ganz stark für ihn wünschen.

☐ **ETIKETTIERUNGEN:** Das sind kontraproduktive Übertreibungen bei der Beschreibung Ihrer selbst oder anderer Menschen, etwa »Ich bin ein Versager« oder »Sie ist ein schlechter Mensch«. Zum Beispiel: Sie bezeichnen Ihren Kollegen als »Vollidioten«, nur weil er etwas falsch gemacht hat.

☐ **IMMER RECHT HABEN:** Das ist die Vorstellung, dass Ihre Meinung die einzig richtige ist. Der Gedanke, dass Sie auch Unrecht haben könnten, kommt Ihnen gar nicht. Irgendwann hat Sarah folgende Erkenntnis gewonnen: »Jeder hat das Recht auf eine eigene Meinung.« Wenn Sarah jetzt wieder einmal überzeugt davon ist, »recht« zu haben, macht sie sich klar, dass es außer ihrer eigenen Meinung auch noch andere Standpunkte gibt. Zum Beispiel: Sie geraten in eine verbale Auseinandersetzung mit ein paar Freunden, die anderer Meinung sind als Sie. Sie verstehen gar nicht, wie alle Ihre Freunde so auf dem Holzweg sein können!

Zu Beginn dieses kleinen Exkurses zum Thema kognitive Verzerrungen hatten wir Sie gebeten, alle dysfunktionalen Denkmuster anzukreuzen, zu denen Sie neigen. Sind Ihnen wenigstens ein paar dieser kognitiven Verzerrungen bei sich selbst aufgefallen? Bitte schreiben Sie in die unten stehenden Leerzeilen, zu welchen dieser Denkprozesse Sie neigen und wie Sie es schaffen könnten, umzudenken

___

___

___

___

Die Grundprinzipien der KVT

Die KVT baut auf dem Grundprinzip auf, dass Gedanken und Gefühle eng miteinander verzahnt sind. Das Ziel besteht darin, zwischen Gedanken und Gefühlen zu unterscheiden und dann die Richtigkeit Ihrer Gedanken zu beurteilen, um etwas an Ihrem Fühlen und Handeln zu ändern. Das unten abgebildete Diagramm beruht auf dem von Dr. Beck entwickelten kognitiven Modell und zeigt, von welcher Prämisse die KVT ausgeht: In jeder Situation kann ein automatischer Gedanke in Ihnen aufsteigen, auf den dann wiederum eine emotionale, verhaltensbezogene und/oder psychische Reaktion folgt. Die KVT versucht, Situationen in kleinere Einzelelemente aufzugliedern, damit Sie so rational wie möglich darauf reagieren können.

DIE KVT IST FLEXIBEL

Bei der KVT arbeiten Sie vielleicht an einem Bereich Ihres Lebens und stellen dann fest, dass Sie zu einem anderen Aspekt überwechseln müssen, um sich mit einer Situation auseinanderzusetzen, die sich gerade ergeben hat. Bei diesem flexiblen Therapieansatz kann man leicht zwischen verschiedenen Lebensproblemen hin und her springen.

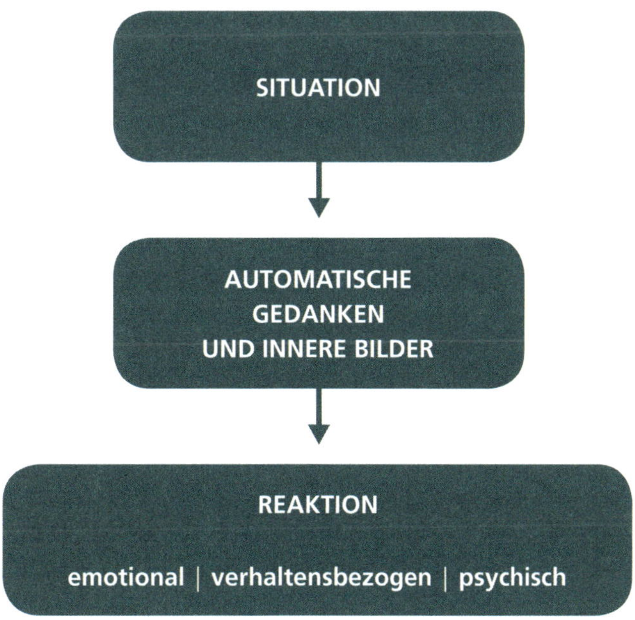

DIE KVT FUNKTIONIERT AM BESTEN AUF EINER VERTRAUENSBASIS

Vertrauen spielt beim Therapieprozess eine sehr wichtige Rolle: Sie müssen darauf vertrauen, dass die KVT funktioniert und konkrete Ergebnisse bringen wird. Egal wem Sie sich anvertrauen – ob das nun ein Freund oder ein Psychotherapeut ist (oder vielleicht sogar Sie selbst): Sie müssen diesem Menschen vertrauen können. Denn diese Therapie wird Ihnen mehr bringen, wenn Sie das Gefühl haben, sich dabei verletzlich zeigen zu dürfen.

Wenn Sie mit einem Psychotherapeuten arbeiten (was aus verschiedenen Gründen vielleicht nicht immer möglich ist), wird die KVT durch ein vertrauensvolles Verhältnis zwischen Klient und Therapeut noch wirkungsvoller. Deshalb sollten Sie sich beide um eine gute Zusammenarbeit bemühen. Mehr als jede andere Gesprächstherapie hängt die KVT von einem guten Teamwork zwischen Patient und Therapeut ab. Ein Psychotherapeut kann nur dann optimale Arbeit leisten, wenn Sie sich gleichzeitig bemühen, auch an sich selbst zu arbeiten. Vertrauen ist keine Einbahnstraße!

DIE KVT ARBEITET MIT KONKRETEN ZIELEN

Im Gegensatz zu einigen anderen Behandlungsmethoden müssen Sie sich bei der KVT klare Ziele setzen, auf die Sie hinarbeiten möchten. Wenn Ihre Depression Sie beispielsweise davon abhält, sich auf etwas Neues (etwa einen Kurs) einzulassen, besteht die Aufgabe der KVT darin, diese Zielsetzung in kleinere Etappenziele zu unterteilen: Sie müssen zum Beispiel entscheiden, welcher Wochentag für diesen Kurs am besten geeignet ist, und so weiter. Wenn Sie es schaffen, regelmäßig an dem Kurs teilzunehmen, haben Sie Ihr Ziel erreicht. Vielleicht haben Sie ein Hauptziel, das am Ende Ihrer Therapie erreicht sein soll, vielleicht möchten sich lieber viele kleinere Ziele setzen. Die KVT kann Ihnen helfen, Ihren Horizont zu erweitern, indem Sie entweder gleichzeitig oder nacheinander an der Verwirklichung mehrerer Ziele arbeiten – dabei aber immer einen Schritt nach dem anderen tun.

DIE KVT IST GEGENWARTSORIENTIERT

Die KVT konzentriert sich in erster Linie darauf, was »jetzt gerade« passiert, statt in der Vergangenheit herumzuwühlen. Denn sie geht davon aus, dass die Faktoren, aus denen ein Problem entstanden ist, sich oft stark von den Faktoren unterscheiden, die das Problem aufrechterhalten. Deshalb gibt sie Ihnen Werkzeuge an die Hand, um zu erkennen, mit welchen Gedanken und Handlungen Sie Ihre Depression vielleicht jetzt gerade aufrechterhalten, statt zu erwarten, dass Sie herausfinden, wodurch sie »damals« entstanden ist. So können Sie hier und jetzt die nötigen Veränderungen in Angriff nehmen, dank derer es Ihnen nicht nur jetzt, sondern auch in Zukunft besser gehen wird. Das bedeutet natürlich nicht, dass es nicht auch hilfreich sein kann, Ihre Vergangenheit unter die Lupe zu nehmen, oder dass so etwas im Rahmen einer KVT niemals getan wird; aber es ist nicht der übliche Ausgangspunkt einer solchen Therapie.

DIE KVT ARBEITET MIT EINFACHEN METHODEN

Selbstüberwachung und das Aufzeichnen eigener Gedanken helfen Ihnen dabei, den Überblick über Ihre Stimmung und Ihre Aktivitäten zu behalten und Ihre Denkmuster zu analysieren. Mithilfe dieser Methoden können Sie daran arbeiten, Ihre Stimmung zu verbessern – egal ob Sie sich gerade in Psychotherapie befinden oder nicht. Und wenn Sie diese Behandlungsmethoden erlernt und geübt haben, steht Ihnen ein ganzes Arsenal an Strategien zur Verfügung, auf die Sie in Zukunft zurückgreifen können, um Ihre Stimmung zu verbessern und Rückfälle zu vermeiden.

DIE KVT WIRKT SCHNELL UND GEHT DIE PROBLEME DIREKT AN

In ambulanter psychotherapeutischer Behandlung dauert eine KVT normalerweise drei bis sechs Monate. Außerdem wird ein kognitiver Verhaltenstherapeut Ihnen immer wieder »Auffrischungssitzungen« anbieten, wenn Sie bestimmte Themen erneut aufgreifen oder sich die erlernten Strategien noch einmal vergegenwärtigen möchten. Wenn Sie sich in einer Klinik mit KVT behandeln lassen, werden Sie gemeinsam mit Ihrem Therapeuten beschließen, woran Sie arbeiten sollten, und er wird Ihnen auch jede Woche eine Hausaufgabe geben. Dieses Arbeitsbuch stellt eine Ergänzung zu dieser Behandlung dar; Sie können aber auch ohne Therapeut damit arbeiten und es als Hilfe zur Selbsthilfe nutzen. Sie sollten sich nur darüber im Klaren sein, dass es viele Hausaufgaben für Sie geben wird, denn das ist beim Erlernen neuer Fähigkeiten sehr wichtig!

Welche der hier beschriebenen Grundprinzipien der KVT sprechen Sie am meisten an? Warum?

____

____

Sobald Sie ein paar KVT-Strategien kennengelernt haben, werden Sie Ihre täglichen Probleme besser bewältigen können – und zwar ohne fremde Hilfe. Doch wie gesagt: Manchmal hält das Leben ziemlich böse Überraschungen für uns bereit; und die Depression ist eine heimtückische Krankheit, die sich heimlich, still und leise an einen heranschleicht. Es kann also durchaus passieren, dass Sie einen Rückfall erleiden. Nehmen Sie das nicht zu schwer! In so einem Fall können Sie die im Rahmen Ihrer Therapie geleistete Arbeit noch einmal durchgehen und/oder sich einem KVT-Auffrischungskurs unterziehen, um diese schwierige Phase besser zu überstehen.

ANDERE THERAPIEFORMEN

Seit den 1960er-Jahren sind enorm viele Menschen durch die KVT von den Symptomen ihrer Depression oder anderen emotionalen Problemen geheilt worden. Immer wenn Sarah in eine schwierige Phase hineingerät und Hilfe braucht, greift sie auf diese therapeutischen Prinzipien zurück. Doch manche Menschen kommen vielleicht besser mit einer anderen Behandlungsmethode klar. Einige dieser Methoden möchten wir Ihnen hier kurz vorstellen:

INTERPERSONELLE PSYCHOTHERAPIE (IPT): Auch das ist eine hervorragende Therapieform. Nachdem sich gezeigt hatte, dass sie Menschen mit Depressionen hilft, wurde sie auch zur Behandlung von Angst- und Essstörungen eingesetzt. Ähnlich wie die KVT kommt auch die IPT normalerweise mit einer begrenzten Anzahl von Therapiesitzungen aus. Allerdings gibt es auch Unterschiede: So geht die IPT beispielsweise davon aus, dass eine Depression zwar nicht unbedingt durch zwischenmenschliche Interaktionen entstehen muss, Erlebnisse innerhalb einer Beziehung jedoch zum Auftreten oder Schweregrad einer depressiven Episode beitragen können. Außerdem wirkt sich eine Depression nach Einschätzung der IPT negativ auf das Beziehungsleben des Patienten aus. Deshalb beschäftigt sich die IPT mit den zwischenmenschlichen Problemen, die für das Auftreten oder die Aufrechterhaltung depressiver Symptome die wichtigste Rolle gespielt zu haben scheinen, zum Beispiel: Auseinandersetzungen mit anderen Menschen; Veränderungen, die sich auf das Beziehungsleben auswirken; unbewältigte Trauer über das Ende einer Beziehung; allgemeine zwischenmenschliche Defizite. Bei dieser Therapieform hilft der Psychotherapeut dem Klienten beim Aufbau konkreter sozialer Fähigkeiten, mit deren Hilfe er dauerhafte Beziehungen zu anderen Menschen knüpfen kann.

DIALEKTISCHE VERHALTENSTHERAPIE (DVT): Ebenso wie die KVT ist auch die DVT eine modifizierte Form der Verhaltenstherapie (VT). Während die KVT sich jedoch darauf konzentriert, negative Gedankenmuster und Verhaltensweisen zu verändern, betont die DVT die Balance von Veränderung und Validierung des Erlebens des Patienten. Auch sie setzt traditionelle kognitive Verhaltenstechniken ein, arbeitet aber auch mit anderen Methoden (beispielsweise Achtsamkeit, Akzeptanz und dem Aushalten von seelischem Stress). Dadurch soll der Patient lernen, unangenehme Gedanken, Gefühle und Verhaltensimpulse zu akzeptieren. Diese Therapieform wurde ursprünglich zur Behandlung von Patienten mit Borderline-Persönlichkeitsstörung (einer diagnostizierbaren psychischen Erkrankung, die sich durch eine Instabilität der Stimmungslage und Funktionsfähigkeit, des Verhaltens und Selbstbilds auszeichnet) eingesetzt. Diese Patienten sollten durch die DVT lernen, besser mit Suizidgedanken und dem Drang zu selbstzerstörerischem Verhalten wie beispielsweise Ritzen umzugehen. Doch inzwischen wird die DVT auch zur Behandlung anderer psychischer Erkrankungen wie bipolarer Störung, Ess- und Angststörungen, Suchterkrankungen und – ja – auch Depressionen eingesetzt.

PSYCHODYNAMISCHE PSYCHOTHERAPIE: Die psychodynamische Therapie richtet ihr Augenmerk auf frühere Erlebnisse des Patienten und darauf, wie diese Erfahrungen sich auf sein jetziges Leben auswirken. Bei dieser Behandlungsmethode stellt der Therapeut dem Patienten Fragen, die ihm helfen sollen, die Lösung für seine Probleme in seinem eigenen Inneren zu finden. Diese Form der Psychotherapie kann dem Klienten ein befreiendes Gefühl vermitteln, weil er dabei alles mit seinem Therapeuten besprechen kann, was ihm in den Sinn kommt. Der Psychotherapeut hat dann die Aufgabe, diese frei fließenden Gedanken in Erkenntnisse und Veränderungen zu kanalisieren.

VERHALTENSAKTIVIERUNG (VA): Die Verhaltensaktivierung ist eine Kurzzeittherapie, die normalerweise 20 bis 24 Sitzungen umfasst. Dabei versucht der Klient mit Unterstützung des Therapeuten, Belohnungen oder »Verstärker« zu finden, die ihn zu einer Änderung seines Verhaltens motivieren. Die Verhaltensaktivierung geht von der Prämisse aus, dass wir unsere Stimmungslage verbessern können, wenn wir etwas an unserem Verhalten (dem, was wir tun oder lassen) ändern. Eine Technik der VA besteht darin, Tätigkeiten oder Aufgaben in kleinere Schritte zu untergliedern. Wenn Sie beispielsweise morgens aufstehen möchten, würde der erste Schritt darin bestehen, Ihre Füße auf den Boden zu setzen. In Schritt 8 werden wir näher darauf eingehen, wie die VA Menschen mit Depressionen helfen kann.

ACHTSAMKEITSBASIERTE KOGNITIVE THERAPIE (ABKT): Bei der ABKT handelt es sich um eine Form der KVT, in deren Mittelpunkt Achtsamkeit steht. Episoden einer chronischen Depression sind damit schon erfolgreich behandelt worden. Diese Therapieform kombiniert die Behandlungsmethoden der KVT mit Achtsamkeitsübungen wie beispielsweise Meditation. Die Patienten lernen, zwischen ihren Gedanken und ihren Stimmungen zu unterscheiden. Diese Therapieform beruht auf Jon Kabat-Zinns achtsamkeitsbasiertem Stressreduktionsprogramm.

AKZEPTANZ- UND COMMITMENT-THERAPIE (ACT): Das Ziel der ACT besteht darin, die Einstellung der Menschen zu den Gedanken und Gefühlen, die ihnen Angst einflößen, zu verändern. Die ACT hilft Patienten dabei, ihren Ängsten ins Auge zu sehen und sie so zu akzeptieren, wie sie sind. Dabei wird sowohl mit Achtsamkeits- als auch mit Akzeptanztechniken gearbeitet. Die Patienten lernen, ihren Ängsten nicht mehr aus dem Weg zu gehen, sondern sie stattdessen besser zu verstehen. Sie setzen sich klare Verhaltensziele, die sie erreichen möchten. Die ACT wird als Behandlungsmethode für viele verschiedene psychische Erkrankungen – auch Depressionen – eingesetzt.

COGNITIVE BEHAVIORAL ANALYSIS SYSTEM OF PSYCHOTHERAPY (CBASP): Dieses Verfahren verbindet Elemente der KVT und IPT mit dem psychodynamischen Modell. Dabei handelt es sich also um ein eklektisches Therapieverfahren. Es geht von der Vorstellung aus, dass ein Mensch, der ständig unter Depressionen leidet, sich immer wieder von seiner Umgebung und seinem sozialen Umfeld isoliert fühlt. Darunter leiden seine zwischenmenschlichen Beziehungen. Die CBASP-Therapie möchte den Patienten dabei helfen, stabile Beziehungen zu anderen Menschen aufzubauen und aufrechtzuerhalten. Mit Unterstützung seines Therapeuten übt sich der Patient in einfühlsamem Verhalten und verändert seinen Umgang mit seinen Mitmenschen, um dauerhaftere Freundschaften und Liebesbeziehungen aufbauen zu können. Außerdem lernt er, sich von Traumata aus der Vergangenheit zu heilen, die mit sozialen Dynamiken zusammenhängen. Die CBASP-Therapie umfasst drei Hauptkomponenten: (1) eine Analyse der Situation, die dem Klienten vor Augen führt, wie sein Verhalten sich auf einen anderen Menschen ausgewirkt hat, sodass er dieses Verhalten dann mithilfe seines Therapeuten verändern kann; (2) interpersonelle Diskriminationsübungen, bei denen traumatische Beziehungsmuster mit positiven zwischenmenschlichen Beziehungserfahrungen verglichen werden; und (3) ein Verhaltenstraining, bei dem der Klient lernt, sich anderen Menschen gegenüber auf gesunde Weise zu behaupten.

Zusammenfassung

Anfangs werden Sie es vielleicht als beängstigend empfinden, sich auf diesen therapeutischen Prozess einzulassen; doch nach der Lektüre dieses Kapitels haben Sie bereits eine genauere Vorstellung davon, welche Behandlungsmöglichkeiten Ihnen offenstehen. Und Sie wissen auch, dass Sie bereits während der Lektüre dieses Buches anfangen können, mit KVT-Techniken zu arbeiten. Außerdem wäre zu überlegen, ob Sie sich nicht auch in psychotherapeutische Behandlung begeben sollten, falls das für Sie machbar ist. Wir wissen, dass es viele depressive Menschen große Überwindung kostet, professionelle Hilfe zu suchen; doch sobald Sie sich einmal dazu aufgerafft und einen Therapeuten gefunden haben, der Verständnis für Sie hat, werden Sie froh darüber sein, diesen Sprung gewagt zu haben. Glauben Sie, dass eine Psychotherapie Ihnen etwas bringen würde? Warum/Warum nicht?

____

____

____

Wenn Sie anfangen, mit der KVT zu arbeiten, werden Sie vielleicht das Gefühl haben, dass das ein ziemlich langwieriger Prozess ist – und damit haben Sie völlig recht. Es kostet tatsächlich Zeit, sich eine neue Fähigkeit anzueignen. Stellen Sie sich das einfach so vor, wie wenn Sie eine neue Sprache oder das Spielen eines Musikinstruments erlernen würden: Nehmen Sie sich vor, mindestens ein paar Wochen lang dranzubleiben und regelmäßig Ihre Übungen zu machen. Halten Sie durch; mit der Zeit wird es immer einfacher, und dann werden Sie Veränderungen und Entwicklungsprozesse bei sich feststellen, die Sie sich vielleicht nie hätten träumen lassen. In der Zwischenzeit sollten Sie darüber nachdenken, welche Erkenntnisse Ihnen dieses Kapitel gebracht hat. Schreiben Sie diese Einsichten bitte in die unten stehenden Leerzeilen:

____

____

____

Hausaufgabe

Jetzt ist es an der Zeit, einmal in sich hineinzuhören, um festzustellen, wie Sie sich fühlen und was Sie denken. Vergessen Sie nicht: Ihre Gefühle sind etwas völlig Reales, und Sie haben ein Recht darauf. Doch Ihre Emotionen hängen eng mit Ihren Gedanken zusammen, und vielleicht wird Ihr Denken und Fühlen von kognitiven Verzerrungen und/oder problematischen automatischen Gedanken beeinflusst. Hier ein paar Aufgaben, mit deren Hilfe Sie anfangen können, Ordnung in Ihre Gedanken zu bringen; aber machen Sie sich keine Sorgen, wenn Ihnen das im Augenblick noch schwerfällt! Sie haben während Ihrer Arbeit mit diesem Buch noch viel Zeit zum Üben.

- Üben Sie einmal, auf Ihre automatischen Gedanken zu achten. Vielleicht bedeutet das einfach nur, Ihren Gedanken bewusst »zuzuhören«. Praktizieren Sie das den ganzen Tag über in allen Situationen und schreiben Sie die Gedanken, die Ihnen dabei auffallen, in die unten stehenden Leerzeilen:

____

____

- Erkennen Sie bestimmte Situationen, in denen Ihre Gefühle und Ihr Handeln von kognitiven Verzerrungen beeinflusst wurden? In welchen Situationen oder Szenarien steigen solche dysfunktionalen Gedanken in Ihnen auf?

____

____

- Welche Verzerrungen treten bei Ihnen am häufigsten auf? Woran könnte das liegen?

____

____

SCHRITT 3

ERKENNEN SIE IHRE PROBLEMBEREICHE

Die KVT ist eine zielorientierte Therapie; aber man kann sich erst dann realistische, erreichbare Ziele setzen, wenn man sich darüber klar geworden ist, an welchen Problembereichen man etwas ändern will. Genau das werden Sie in Schritt 3 tun. In diesem Kapitel geht es um einige häufige Themen, mit denen depressive Menschen zu kämpfen haben. Sie werden erfahren, wie Sie mit Ihrem »inneren Kritiker« fertigwerden, wie man wichtige Lebensprobleme bewältigt, wiederkehrende negative Gedanken umformuliert und vieles andere mehr. Versuchen Sie, während der Lektüre dieses Kapitels festzustellen, welche Problembereiche bei Ihnen belastende, schwierige Emotionen und Verhaltensweisen auslösen. Auf den Bereich, der Ihnen dabei besonders auffällt, sollten Sie sich bei der Formulierung Ihrer Zielsetzungen zuallererst konzentrieren.

Um Ihnen einen Eindruck von Sarahs Problemen mit ihrer Depression zu vermitteln, hier ein Auszug aus ihrem Tagebuch:

> »Eigentlich schlafe ich in letzter Zeit sehr viel; aber abends kann ich oft nicht einschlafen. Entweder ich schlafe zu viel oder zu wenig. Und wenn ich dann morgens aufwache, habe ich keine Lust aufzustehen. In meinem Kopf jagen sich die Gedanken. Das fühlt sich an wie eine Welle der Angst; doch diese Gedanken sind so erdrückend, dass ich sie gar nicht genau identifizieren kann. Ich versuche, sie zu verdrängen, zwinge mich zum Aufstehen – auch wenn es mir noch so schwerfällt – und mache Frühstück. Zum Duschen habe ich eigentlich auch keine Lust; trotzdem zwinge ich mich dazu, mich in die Duschkabine zu stellen. All das fühlt sich irgendwie ›falsch‹ an; aber ich tue es trotzdem.«

In diesem Tagebucheintrag beschreibt Sarah Symptome einer Depression; aber sie weiß nicht, wo diese Symptome herkommen. Der wichtigste erste Schritt zu einer Heilung würde darin bestehen, auf ihre Gedanken zu achten; doch hat sie sie lieber verdrängt. Seitdem hat Sarah eine Menge gelernt.

Während Ihrer Arbeit mit diesem Buch werden wir Sie immer wieder dazu auffordern, auf Ihre Gedanken zu achten, und Ihnen auch Tipps dazu geben, wie man das macht. Wir wollen Ihnen helfen, Ihre Gedanken objektiv als das zu betrachten, was sie sind (einfach nur Gedanken), damit Sie sie durcharbeiten und sich anschließend wieder wohler fühlen können. Ja, das geht tatsächlich: Man kann sich auch mitten in einer depressiven Episode wohler fühlen!

In Schritt 2 haben Sie gelernt, dass die Strategien der KVT zur Besserung Ihrer Depression beitragen können. Doch bevor Sie anfangen können, mit diesen Strategien zu arbeiten, sollten Sie sich erst einmal darüber klar werden, welche Hauptprobleme hinter Ihrer Depression stecken. Das ist sehr wichtig; denn schließlich müssen Sie wissen, gegen welche problematischen Gedanken oder Gefühle Sie ankämpfen sollten, wenn Sie wieder einmal in depressiver Stimmung sind. Wie das geht, werden wir Ihnen gleich erklären; doch vielleicht haben Sie schon eine ungefähre Vorstellung davon, worin Ihr Hauptproblem besteht. Falls ja, schreiben Sie das bitte in die unten stehenden Leerzeilen:

____

____

____

Worin bestehen Ihre Hauptprobleme?

Depressive Menschen haben mit den verschiedensten Problembereichen zu kämpfen. Manche leiden unter einem starken Gefühl der Einsamkeit; andere werden zu Workaholics, um ihre Niedergeschlagenheit zu betäuben. Es ist wichtig, tief in Ihr Inneres hineinzuschauen, um herauszufinden, welche Ursachen bei Ihnen depressive Episoden auslösen und/oder Ihre Depression verschlimmern. Einige häufige ursächliche Faktoren einer Depression wollen wir uns nun genauer anschauen.

ÄUSSERE FAKTOREN

Oft ist es gar nicht so einfach, die Ursache zu finden, wenn Sie aus unerklärlichen Gründen niedergeschlagen sind. Wenn Sie in einer depressiven Episode stecken, sollten Sie sich zuallererst einmal fragen: »Was geschieht gerade in meinem Leben, das zu meiner depressiven Stimmung beiträgt?« Manchmal entsteht eine Depression durch einen äußeren Faktor, der Ihre Stimmung beeinflusst.

Vergegenwärtigen Sie sich die Situationen, die jetzt und früher zu Ihrem depressiven Zustand beigetragen haben. Vielleicht entdecken Sie bei der Analyse Ihrer Gedanken und Gefühle einen roten Faden, der etwas mit Ihrem Umfeld zu tun hat. Hier ein paar häufige Auslöser für depressive Phasen:

- Unzufriedenheit bei der Arbeit, im Privatleben oder im Studium/bei der Ausbildung,
- eine bevorstehende Präsentation oder Prüfungssituation am Arbeitsplatz oder im Studium,
- ein traumatisches Erlebnis,
- eine Meinungsverschiedenheit oder ein Problem mit einem nahestehenden Menschen,
- eine große Veränderung im Leben (beispielsweise eine Scheidung, ein Todesfall in der Familie oder ein Kind, das aus dem Haus geht).

Eine Depression kann aber auch nach scheinbar »positiven« Lebensereignissen auftreten, zum Beispiel:

- der Geburt eines Kindes,
- einer Beförderung,
- der Rückkehr vom Urlaub,
- einem geschafften Schul- oder Universitätsabschluss,
- Feiertagen oder sonstigen besonderen Anlässen.

Nehmen Sie sich einen Moment Zeit, darüber nachzudenken, welche schwierige Situation Sie in Ihrem persönlichen oder beruflichen Umfeld gerade durchmachen. Hat sich an Ihrem Leben vor Kurzem etwas Wichtiges verändert? Oder passiert in Ihrem Leben gerade etwas, was sich auf Ihre jetzige emotionale Verfassung auswirken könnte? Depressionen können durch solche äußeren Einflüsse entstehen oder verschlimmert werden; also machen Sie sich Gedanken darüber, was das für Einflussfaktoren sein könnten. Was passiert in Ihrem Leben gerade, das Ihre Depression ausgelöst haben könnte? Schreiben Sie das bitte in die unten stehenden Leerzeilen:

INNERE FAKTOREN

Vielleicht ist aber auch keiner der oben genannten Auslöser in Ihrem äußeren Umfeld für Ihre Depression verantwortlich. Wie Sie wahrscheinlich wissen, gibt es Zeiten, in denen in unserem Leben eigentlich alles in Ordnung ist, wir aber trotzdem in depressiver Stimmung sind. Nehmen wir dieses Problem genauer unter die Lupe.

Überaktiver innerer Kritiker

Das Konzept des inneren Kritikers fällt in die Kategorie der automatischen Gedanken und dysfunktionalen Denkmuster, über die wir in Schritt 2 bereits gesprochen haben. Wir alle haben einen inneren Kritiker, der hin und wieder zum Vorschein kommt und unsere Worte und Taten beurteilt – und zwar normalerweise eher negativ. Wenn Ihr innerer Kritiker zu übereifrig wird und Ihr ganzes Denken zu beherrschen beginnt, kann das verheerende Auswirkungen auf Ihr Gefühlsleben haben. Ein überaktiver innerer Kritiker kann eine ganze Menge zu den Symptomen einer Depression beitragen.

Merken Sie es überhaupt, wenn Ihr innerer Kritiker zu Ihnen spricht? Er flüstert Ihnen Dinge zu wie »Du bist ein schlechter Mensch« oder »Du hast dieses Projekt vermasselt«. Immer wenn in Ihrem Leben etwas »schiefgeht«, gibt er Ihnen die Schuld daran. Und selbst wenn etwas gut läuft oder sich etwas »Positives« ereignet, können Sie das gar nicht richtig genießen, weil diese kritische Stimme in Ihrem Kopf wild entschlossen ist, Sie nur die negativen Seiten Ihrer selbst oder Ihrer Rolle bei diesem Ereignis sehen zu lassen.

Der erste Schritt im Kampf gegen den inneren Kritiker besteht darin, seine Stimme zu erkennen. Versuchen Sie, sich bewusst zu machen, wodurch diese negativen Gedanken bei Ihnen ausgelöst werden und was sie beinhalten.

Der zweite Schritt besteht darin, sich klarzumachen, dass diese Gedanken nicht mit Ihnen identisch sind, sondern getrennt von Ihnen existieren. Sie gehen Ihnen zwar im Kopf herum; aber sie sind nicht *Sie*. Dann kommt der dritte Schritt: Sprechen Sie zu Ihrem inneren Kritiker und sagen Sie ihm, dass Sie ihn zwar hören, sich von ihm aber nicht die Stimmung vermiesen lassen. Beobachten Sie diese Gedanken genauso wie Meereswellen oder wie die Wolken, die am Himmel vorüberziehen. Achten Sie darauf, wie sie in Ihnen aufsteigen und wieder verschwinden. Danken Sie Ihrem inneren Kritiker dafür, dass er Ihnen seine Meinung gesagt hat; erklären Sie ihm, dass Sie anderer Ansicht sind, und bitten Sie ihn, wieder zu verschwinden.

Es ist wichtig, auf solche Gedanken zu achten, denn wenn sie Ihnen bewusst werden, können Sie – entweder allein oder im Rahmen Ihrer Therapie – daran arbeiten. Was sagt Ihr innerer Kritiker? Hören Sie ihm genau zu und schreiben Sie eine oder zwei seiner Botschaften hier auf:

____

____

____

____

Negatives Denken

Dieses Denkmuster geht in eine ähnliche Richtung wie Ihr innerer Kritiker, der manchmal so hart mit Ihnen ins Gericht geht: Wer negativ denkt, beurteilt *andere* Menschen und Situationen zu streng. Wenn wir so denken, sehen wir nur die negativen Seiten des Lebens. Das große Problem dabei ist, dass negative Gedanken normalerweise in Scharen auftreten: Ein Gedanke führt zum nächsten.

Wenn Ihnen auffällt, dass Sie in einem negativen Gedankenkreislauf gefangen sind, sollten Sie ihn mithilfe irgendeiner Aktivität durchbrechen – zum Beispiel indem Sie einen Freund oder eine Freundin anrufen, einen Spaziergang machen, an einem handwerklichen oder künstlerischen Projekt arbeiten, mit Ihren Haustieren spielen oder sich im Haushalt betätigen. Untersuchungen zeigen, dass man eher wieder aus dieser negativen Feedbackschleife herauskommt und die Stimmung sich verbessert, wenn man sich angenehmen, produktiven Tätigkeiten widmet. Wenn Sarah sich beispielsweise wieder einmal bei einem negativen Gedankenkreislauf ertappt, geht sie für eine Weile woandershin. Wenn sie gerade zu Hause ist, steht sie auf, zieht ihre Schuhe an und verlässt das Haus.

Oft ist uns gar nicht bewusst, wie heimtückisch negativ aufgeladene Gedanken sein können. Später werden Sie lernen, Ihre negativen Gedanken aufzuschreiben und einem Realitätstest zu unterziehen. Was können Sie bis dahin tun, wenn Ihre Gedanken wieder einmal um negative Dinge kreisen? Notieren Sie sich hier ein paar Ideen dazu:

____

____

____

____

____

____

Sie haben ein Recht auf Ihre Gefühle – auch wenn diese Sie beunruhigen oder aus der Fassung bringen. Denken Sie daran: Ihre Gefühle sind nicht *Sie*, sondern nur ein Teil Ihres Erlebens. Genauer gesagt: Ihre Gefühle hängen eng mit Ihren Gedanken darüber zusammen, was Sie gerade erleben. Es kommt nicht darauf an, *was* Sie fühlen, sondern wie Sie mit diesen Gefühlen umgehen. Die Entscheidung liegt bei Ihnen: Sie können Ihren negativen Gedanken nachgeben oder lernen, Ihr Denken und Fühlen mithilfe der Strategien, die Sie in diesem Arbeitsbuch erlernen, wieder in den Griff zu bekommen.

Grübelei

Wenn jemand sich in einen Gedanken oder ein Gefühl hineinsteigert und immer wieder darüber nachdenkt, bezeichnet man das als Grübeln. Wenn Sie in depressiver Stimmung sind, grübeln Sie vielleicht über Ihr Gefühl der »Hoffnungslosigkeit« nach oder darüber, »nicht gut genug« zu sein. Wenn Sie solchen depressiven Gedanken nachhängen, geht es Ihnen noch schlechter; dadurch erhalten Sie das Gefühlsmuster Ihrer Niedergeschlagenheit oder Schwermut aufrecht.

Was können Sie dagegen tun, wenn Sie anfangen zu grübeln?

- **Geben Sie Ihren Gedanken eine neue Richtung: Denken Sie an einen Zeitpunkt zurück, als in Ihrem Leben alles gut lief.** Wenn Sie beispielsweise darüber nachgrübeln, dass Ihre Freundin Sie verlassen hat, denken Sie stattdessen an ein wunderschönes Rendezvous, das Sie früher einmal mit einer anderen Frau erlebt haben. Wenn Ihnen der damalige Abend Freude gemacht hat, gibt es ganz bestimmt auch noch eine andere Frau auf der Welt, mit der Sie positive Erfahrungen machen können.

- **Gehen Sie spazieren.** Dadurch verschwindet der Gedanke, über den Sie gerade nachgrübeln, zwar nicht; aber zumindest können Sie etwas tun, was dazu führt, dass Sie sich weniger unwohl fühlen. Wenn Sie draußen sind, konzentrieren Sie sich auf das, was Sie sehen und hören. Das lenkt Sie von Ihrem quälenden Gedanken ab.

- **Rufen Sie einen Freund oder eine Freundin an.** Manchmal ist es schwierig, mit dem Grübeln aufzuhören, auch wenn wir uns noch so sehr darum bemühen. Doch wenn Sie einen Freund anrufen und ihm Ihren Gedanken mitteilen, kann dieser Ihnen vielleicht weiterhelfen, indem er Ihnen (1) eine neue Erkenntnis zu Ihrem Dilemma liefert oder (2) Ihnen irgendein lustiges Alltagserlebnis erzählt und Sie dadurch von Ihrer Grübelei ablenkt.

Es ist sicherlich nicht einfach, mit dem Grübelmonster fertigzuwerden; doch nun kennen Sie zumindest ein paar Strategien, mit denen Sie sich dagegen wehren können.

Unrealistische Erwartungen

Manchmal denken Sie vielleicht: »Egal wie viel ich arbeite oder wie viel Mühe ich in mein Leben investiere – es bringt einfach nichts.« Vielleicht liegt das daran, dass Sie unrealistische Erwartungen haben. Diese Erwartungen können sich auf Ihre Karriere, Ihr Liebesleben, Ihre Gesundheit oder andere Lebensbereiche beziehen. Angenommen, Sie arbeiten seit einem halben Jahr in einem neuen Job. Sie bewerben sich um eine leitende Position und sind überzeugt davon, die Beförderung zu erhalten, obwohl Bob (der schon seit drei Jahren in der Firma arbeitet) sich ebenfalls darum beworben hat. Wenn Bob dann aufgrund seines höheren Dienstalters befördert wird, fühlen Sie sich ungerecht behandelt. Denn Sie *wissen* ganz einfach, dass Sie besser für diesen Posten qualifiziert sind als er, obwohl Sie noch nicht so lange bei dieser Firma arbeiten.

Wir alle haben die Redensart »Das Leben ist nicht fair« schon einmal gehört – und sie stimmt tatsächlich. Das Problem besteht *nicht* darin, dass Sie nicht kompetent genug für diesen Posten sind (oder um welche Situation auch immer es gegangen sein mag). Manchmal läuft es im Leben eben einfach nicht so, wie wir wollen, weil jemand anders mehr Glück hat als wir. Versuchen Sie, das zu akzeptieren, konzentrieren Sie sich trotzdem auf die positiven Seiten des Lebens und seien Sie dankbar dafür: Vielleicht haben Sie diese leitende Position nicht bekommen; aber Sie arbeiten bei einem guten Unternehmen, und sobald sich die nächste Gelegenheit für eine Beförderung ergibt, werden Sie sich wieder bewerben.

Einsamkeit

Der Mensch ist ein geselliges Wesen; wir sehnen uns nach Kontakt mit unseren Mitmenschen. Fehlende soziale Anregung kann uns in eine Depression stürzen. Wenn wir keine besondere Beziehung zu unserer Familie haben oder keine soziale Gruppe finden, mit der wir uns identifizieren können, fühlen wir uns vielleicht sehr isoliert. Und wenn man andere Menschen in glücklichen Beziehungen erlebt, selbst aber keinen Partner hat, kann das ebenfalls zu einem Gefühl der Einsamkeit und Isolation beitragen. Das ist übrigens ein Teufelskreis: Wenn wir uns isoliert fühlen, führt das sehr leicht zu Niedergeschlagenheit; doch andererseits kapseln wir uns auch von anderen Menschen ab, wenn wir deprimiert sind. Und sobald wir uns so zu verhalten beginnen, fällt es uns vielleicht schwer, wieder aus diesem Teufelskreis herauszukommen. Aber keine Sorge: Es gibt Hoffnung!

Wenn Sie an einer Depression leiden, die durch Isolation verursacht oder verschlimmert wird, müssen Sie etwas an Ihrem Verhalten ändern: Versuchen Sie, auf andere Menschen zuzugehen! Sie könnten sich zum Beispiel vornehmen, jeden Tag jemanden anzurufen. Wenn Sie das zu große Überwindung kostet, schicken Sie einfach eine SMS – auch das ist eine gute Methode der Kontaktaufnahme. Wenn Sie gerade in einer depressiven Episode stecken, dauert es vielleicht einige Zeit, wieder in den Geselligkeitsmodus zu kommen (oder geselliges Verhalten zu erlernen). Kein Problem. Gehen Sie es ruhig langsam an! Wenn Sie keine Freunde oder Angehörigen haben, mit denen Sie in Kontakt treten können, nehmen Sie sich einfach vor, eine Gruppe von Menschen zu finden, die ein ähnliches Hobby oder Interesse haben wie Sie und mit denen Sie sich regelmäßig treffen können. Wenn Sie auf Partnersuche sind, ist so eine Gruppe übrigens auch eine gute Möglichkeit, jemanden kennenzulernen.

Uns ist völlig klar, dass es nicht immer einfach ist, auf andere Menschen zuzugehen. Manchmal bleibt Ihnen vielleicht gar nichts anderes übrig, als einen Ihnen nahestehenden Menschen wissen zu lassen, dass Sie gerade in depressiver Stimmung sind, und ihn zu bitten, während dieser Phase besonders viel Geduld mit Ihnen zu haben. Mit welchen Menschen können Sie Kontakt aufnehmen? Welche Schritte könnten Sie unternehmen, um eine Gruppe von Menschen zu finden, die ähnliche Hobbys oder Interessen haben wie Sie? Notieren Sie sich hier ein paar Ideen dazu:

____

____

____

____

____

____

Halten Sie Ihre Gedanken schriftlich fest

Wir fordern Sie in diesem Arbeitsbuch immer wieder dazu auf, Ihre Gedanken aufzuschreiben. Hoffentlich haben Sie sich bereits angewöhnt, sich Ihre Gedanken bewusst zu machen und sie schriftlich festzuhalten. Bei negativen Gedanken ist es besonders wichtig, sie schwarz auf weiß vor sich zu sehen (statt sich einfach nur im Kopf mit ihnen auseinanderzusetzen). Wenn Sie Ihre Gedanken in schriftlicher Form vor sich sehen, können Sie sie rationaler analysieren und eher entscheiden, ob sie zutreffen oder nicht. Dann können Sie sich fragen: »Ist dieser Gedanke richtig oder falsch?«

Um das herauszufinden, sollten Sie nach Beweisen suchen, die für oder gegen Ihren Gedanken sprechen. Gibt es beispielsweise irgendeinen Beweis für Gedanken wie »Alle hassen mich«, »Ich bin ein furchtbarer Vater beziehungsweise eine furchtbare Mutter«, »In meinem Leben geht immer alles schief« oder »Ich falle bestimmt durch die Prüfung«? Wir alle haben unsere Selbstzweifel und manchmal brüllt unser innerer Kritiker uns geradezu an, aber wir müssen diese Gedanken nicht als die Wahrheit akzeptieren.

Anfangs wird es Ihnen schwerfallen, Ihre negativen Gedanken in realistischere Überzeugungen umzuwandeln (vor allem, wenn Sie bereits in depressiver Stimmung sind); doch wie jede Fähigkeit wird auch das mit ein bisschen Übung allmählich immer leichter. Vorläufig brauchen Sie nichts anderes zu tun, als Ihre negativen Gedanken in die unten stehenden Leerzeilen zu schreiben. Sie können auch ein paar leere Blätter in dieses Arbeitsbuch hineinlegen oder -heften, um diese Übung öfters wiederholen zu können. Denn je öfter Sie sie machen, umso eher werden Sie dabei wiederkehrende Themen und Muster erkennen. Und jetzt geht's los:

WAS BLEIBT DENN VON MIR ÜBRIG, WENN ICH MICH VON MEINEN GEDANKEN BEFREIE?

Sarah hatte einmal einen seltsamen Einfall: »Was bleibt mir denn noch, wenn ich mich von meinen Gedanken befreie?« Sie glaubte, mit ihren Gedanken identisch zu sein; doch mit der Zeit lernte sie, ihre Gedankenwelt als etwas Außenstehendes zu betrachten. Viele Menschen haben Angst davor, sich von ihrer Sichtweise zu verabschieden – auch wenn diese Einstellung ihnen das Leben noch so sehr zur Hölle macht.

Versuchen Sie, sich langsam und allmählich von Ihren negativen Gedanken zu lösen, statt sie gewaltsam aus Ihrem Kopf vertreiben zu wollen. Wissenschaftliche Untersuchungen zeigen: Wenn man einen Gedanken zu unterdrücken oder beiseitezuschieben versucht, wird man ihn wahrscheinlich erst recht nicht los. Ein klassisches Beispiel dafür ist das Experiment mit dem »rosa Elefanten«: Angenommen, Sie sollen sich mit aller Kraft bemühen, *nicht* an einen riesigen rosa Elefanten mit großen rosa Ohren, einem langen, hin und her schaukelnden rosafarbenen Rüssel und einem kleinen rosigen Schwanz zu denken. Sie werden ziemlich schnell merken, dass Sie an gar nichts anderes mehr denken können! Versuchen Sie es einmal. Na, ist es Ihnen gelungen?

Da es nun einmal nicht funktioniert, negative Gedanken aus seinem Kopf zu verdrängen, sollte man stattdessen lieber ganz entspannt bleiben (wir wissen, dass das schwierig ist, wenn man Angst hat – aber versuchen Sie es zumindest) und seine Gedanken einfach kommen und gehen lassen, wie sie wollen. Natürlich dürfen Sie gerne daran arbeiten, negative durch realistischere Gedanken zu ersetzen; doch wenn Sie lernen können, Ihre Gedanken einfach aufmerksam zu beobachten und dann weiterziehen zu lassen, ohne sie in eine bestimmte Richtung lenken zu wollen, brauchen Sie vielleicht gar nicht umzudenken!

Wie ersetzt man negative Gedanken durch realistischere?

Hat Ihnen auch schon mal jemand gesagt: »Denk doch positiv«? Leider ist das leichter gesagt als getan – vor allem, wenn man unter einer Depression leidet. Außerdem sind negative Gedanken manchmal tatsächlich die zutreffendste Sichtweise einer Situation. Sie müssen sich nur bewusst machen, wie Ihre Depression Ihr Denken verzerrt und Ihnen die Dinge negativer erscheinen lässt, als sie sind. Als Nächstes sollten Sie lernen, Ihre Gedanken zu hinterfragen, um zu einer möglichst realistischen, ausgewogenen Denkweise zu gelangen. Sich so etwas anzugewöhnen, kostet Arbeit. Und genau damit wollen wir jetzt beginnen.

Schauen Sie sich ein paar der negativen Gedanken an, die Sie im vorangegangenen Abschnitt aufgeschrieben haben. Angenommen, einer dieser Gedanken lautete: »Ich werde niemals einen Partner finden.« Dieser Gedanke ist unrealistisch, weil es keinen Beweis dafür gibt. Außerdem handelt es sich dabei um eine kognitive Verzerrung – schließlich sind Sie kein Hellseher. Man kann so einen Gedanken durch einen realistischeren ersetzen: »Ich kann zwar nicht in die Zukunft sehen, aber ich habe eine gute Chance, jemanden zu finden, sobald ich bereit bin, mich aus meinen vier Wänden hinauszuwagen und potenzielle Partner kennenzulernen.« Eine solche Denkweise lindert Ihre Depression und gibt Ihnen Hoffnung. Außerdem ist sie auch deshalb hilfreich, weil sie zu konstruktivem Handeln führt: Sie tun etwas, um Ihre Situation zu verbessern. Versuchen wir es einmal mit einem zweiten negativen Gedanken. Angenommen, Sie haben sich aufgeschrieben: »Die Welt ist grausam.« Diesen Gedanken können Sie abändern, indem Sie sich sagen: »Manche Seiten des Lebens können einem zwar grausam erscheinen, aber es gibt auch viel Positives auf der Welt.«

Wählen Sie nun einmal ein paar negative Gedanken aus, die Sie vorhin niedergeschrieben haben, und versuchen Sie, sie durch ausgewogenere, realistischere Gedanken zu ersetzen:

FÜHREN SIE EIN GEDANKENTAGEBUCH!

Gedankentagebücher sind ein wichtiges Werkzeug der KVT. Sie helfen Ihnen, zwischen Gedanken und Gefühlen zu unterscheiden. Dazu brauchen Sie Ihre vorigen beiden Übungen nur ein bisschen auszuweiten. Aus einem Gedankentagebuch können wir auf systematische Weise lernen, dass wir nicht alles zu glauben brauchen, was wir denken – schon gar nicht, wenn wir gerade negative Gefühle haben (also zum Beispiel niedergeschlagen, besorgt oder wütend sind, uns schämen, ein schlechtes Gewissen haben und so weiter). Denn unsere Gefühle wirken sich immer auf unser Denken aus; also müssen wir damit rechnen, dass wir negative Gedanken – über uns selbst, die Welt und unsere Zukunft – haben werden, wenn wir gerade niedergeschlagen sind. Mithilfe eines Gedankentagebuchs können Sie Ihre Gedanken auf die Probe stellen und überprüfen, ob sie stimmen oder nicht. Wenn wir richtig damit arbeiten, tragen Gedankentagebücher dazu bei, unsere Denkweise zu ändern. Wenn Sie dieses Werkzeug nutzen, werden Sie bald feststellen, dass Ihre Stimmung sich verändert; vielleicht überkommt Sie dabei sogar ein sofortiges Gefühl der Erleichterung.

Auf den nächsten beiden Seiten finden Sie Arbeitsblätter für so ein Gedankentagebuch. Hier ein Beispiel dafür, was Sie in dieses Arbeitsblatt eintragen könnten:

Situation: Ihre Freundin Stacy hat in letzter Minute eine Verabredung mit Ihnen abgesagt.

Gefühl: Sie sind traurig, bestürzt und wütend.

Negativer automatischer Gedanke: »Stacy mag mich nicht mehr.«

Beweise, die für diesen Gedanken sprechen: keine.

Beweise, die gegen diesen Gedanken sprechen: Stacy und ich haben immer viel Spaß miteinander.

Alternativer Gedanke: Stacy muss irgendetwas Wichtiges dazwischengekommen sein.

Gefühl: Sie sind zwar enttäuscht, können Stacys Absage jetzt aber schon eher akzeptieren.

Nach dem Ausfüllen dieses Arbeitsblatts sollten Sie in der Lage sein, die Begebenheit mit anderen Augen zu betrachten – so wie im obigen Beispiel.

Und jetzt sind Sie dran: Denken Sie an eine Situation in Ihrem Leben zurück, in der Sie ein negatives Gefühl hatten, und überdenken Sie die Situation mithilfe dieses Arbeitsblatts.

ARBEITSBLATT FÜR IHR GEDANKENTAGEBUCH

SITUATION:		
EMOTION:		
NEGATIVER AUTOMATISCHER GEDANKE:	BEWEISE, DIE FÜR DIESEN GEDANKEN SPRECHEN:	BEWEISE, DIE GEGEN DIESEN GEDANKEN SPRECHEN:
ALTERNATIVE GEDANKEN:		
EMOTION:		

SITUATION:		
EMOTION:		
NEGATIVER AUTOMATISCHER GEDANKE:	BEWEISE, DIE FÜR DIESEN GEDANKEN SPRECHEN:	BEWEISE, DIE GEGEN DIESEN GEDANKEN SPRECHEN:
ALTERNATIVE GEDANKEN:		
EMOTION:		

ARBEITSBLATT FÜR IHR GEDANKENTAGEBUCH

<table>
<tr><td colspan="3">SITUATION:</td></tr>
<tr><td colspan="3">EMOTION:</td></tr>
<tr><td>NEGATIVER AUTOMATISCHER GEDANKE:</td><td>BEWEISE, DIE FÜR DIESEN GEDANKEN SPRECHEN:</td><td>BEWEISE, DIE GEGEN DIESEN GEDANKEN SPRECHEN:</td></tr>
<tr><td colspan="3">ALTERNATIVE GEDANKEN:</td></tr>
<tr><td colspan="3">EMOTION:</td></tr>
</table>

<table>
<tr><td colspan="3">SITUATION:</td></tr>
<tr><td colspan="3">EMOTION:</td></tr>
<tr><td>NEGATIVER AUTOMATISCHER GEDANKE:</td><td>BEWEISE, DIE FÜR DIESEN GEDANKEN SPRECHEN:</td><td>BEWEISE, DIE GEGEN DIESEN GEDANKEN SPRECHEN:</td></tr>
<tr><td colspan="3">ALTERNATIVE GEDANKEN:</td></tr>
<tr><td colspan="3">EMOTION:</td></tr>
</table>

Zusammenfassung

In diesem Kapitel ging es darum, sich über Ihre Hauptprobleme klar zu werden und einen Plan für deren Bewältigung zu entwickeln. Zu diesen Problemen gehören beispielsweise ein überaktiver innerer Kritiker, Einsamkeit, unrealistische Erwartungen, negatives Denken und Grübeln. Sobald Sie Ihre Problembereiche kennen, können Sie anfangen, sich realistische Ziele zu setzen. Vielleicht fällt es Ihnen anfangs schwer, diese Probleme klar zu erkennen, weil sie Sie schon so lange begleiten. Doch sobald Ihnen klar ist, was Sie in depressive Stimmung versetzt, können Sie auch besser einen strategischen Plan zur Bekämpfung dieser Probleme entwickeln. Denken Sie daran: Es hilft bei der Ausführung jedes Plans, ein Gedankentagebuch-Arbeitsblatt auszufüllen, sobald ein automatischer negativer Gedanke in Ihnen aufsteigt. Welche Erkenntnisse hat Ihnen dieses Kapitel gebracht? Schreiben Sie diese Einsichten bitte in die unten stehenden Leerzeilen:

Hausaufgabe

Achten Sie in der nächsten Woche bitte genau auf Ihre negativen Gedanken. Mal sehen, ob Sie darauf kommen, wo Ihre Problembereiche liegen! Hängen diese Probleme mit Ihrem äußeren Umfeld, Ihrem Innenleben oder mit beidem zusammen? Um das herauszufinden, könnten Sie sich beispielsweise folgende Fragen stellen:

- Finden Sie in Ihrem Berufsleben keine Erfüllung?
- Hat in Ihrem Leben vor Kurzem eine größere Veränderung stattgefunden?
- Haben Sie einen inneren Kritiker, der ständig zu allem seinen »Senf« dazugibt?
- Sind Ihre Erwartungen zu unrealistisch?
- Gibt es außer diesen Faktoren noch etwas anderes, was zu Ihrer Depression beiträgt?
- Welche Gedanken gehen Ihnen im Kopf herum?
- Zieht sich durch diese Gedanken ein gemeinsames Thema, eine Art roter Faden?
- Wiederholen Ihre Gedanken sich immer wieder?

Wenn Sie sich wieder einmal bei einer negativen Gedankenschleife ertappen oder in depressiver Stimmung sind, sollten Sie tun, was Sie können, um herauszufinden, wie es dazu gekommen ist. Notieren Sie sich alle Erkenntnisse, die Ihnen während dieser einwöchigen Selbstbeobachtung kommen, hier:

SCHRITT 4

ENTWICKELN SIE EINEN PLAN

Wenn Sie depressiv sind, ist Plänemachen vielleicht so ziemlich das Letzte, wozu Sie Lust haben. Aber nehmen Sie sich ein Beispiel an Sarah, die das alles schon hinter sich hat: Sich realistische, machbare Ziele zu setzen, ist ein entscheidender Schritt bei der Überwindung Ihrer depressiven Episode. Sarah weiß aus eigener Erfahrung: Wenn sie eine Liste von Zielen aufstellt, die sie gerne erreichen möchte (Zielsetzungen, die ihr Leben verbessern werden), und Maßnahmen zur Umsetzung dieser Ziele ergreift, geht es ihr gleich ein bisschen besser. In diesem Kapitel wollen wir Ihnen zeigen, wie man sich realistische, erreichbare Ziele setzt und auf die Probleme reagiert, die dabei auftreten können.

Ihr Ziel-Arbeitsblatt

Bei diesem Arbeitsblatt geht es um einen bestimmten Bereich Ihres Lebens, in dem Sie gern etwas verbessern möchten. Wir unterteilen die Erreichung dieses Ziels in ein paar Meilensteine und setzen auch einen gewissen Zeitrahmen dafür fest. Vielleicht glauben Sie jetzt, dass diese Übung keinen Sinn hat oder sowieso nicht funktionieren wird. Da sehen Sie, wie leicht sich automatische Gedanken in Ihren Kopf hineinschleichen – selbst dann, wenn Sie versuchen, konstruktive Schritte zu mehr psychischem Wohlbefinden zu unternehmen! Lassen Sie diesen Gedanken vorläufig einfach ihren Lauf und füllen Sie das Arbeitsblatt trotzdem aus. Sie *können* das! Der erste Schritt besteht einfach nur darin, sechs Fragen zu beantworten. Und jetzt geht's los!

1. In welchem Bereich Ihres Lebens sollte etwas verbessert werden? An Ihrem sozialen Leben, Ihrem Gesundheitszustand, Ihrer Fitness, Ihrer beruflichen Karriere oder irgendetwas anderem?

____

____

2. Denken Sie über die Erfahrungen nach, die Sie in letzter Zeit in diesem Lebensbereich gemacht haben. Schreiben Sie einige dieser Erfahrungen in die unten stehenden Leerzeilen:

____

____

____

____

____

____

3. Wie viel Zeit möchten Sie sich dafür nehmen, etwas in diesem Lebensbereich zu ändern? Angenommen, Sie wollen einen Kurs belegen, um Menschen mit ähnlichen Interessen kennenzulernen: Sind Sie bereit, mindestens ein bis zwei Stunden pro Woche für diesen Kurs zu investieren (oder vielleicht sogar mehr, falls Sie nach dem Kurs noch mit jemandem Kaffee trinken gehen)? Es ist Ihre Entscheidung, wie viel Zeit Sie brauchen, um Ihr langfristiges Ziel einer Veränderung in dem ausgewählten Lebensbereich zu erreichen.

4. Setzen Sie sich in diesem Bereich zunächst ein kurzfristiges Ziel. Um bei unserem Beispiel von dem Kurs zu bleiben, könnten Sie sich vornehmen, sich bis Ende der Woche für einen demnächst beginnenden Kurs anzumelden. Um dieses Ziel zu erreichen, können Sie in den nächsten Tagen jeweils 30 Minuten investieren, um herauszufinden, welche Kurse sich anbieten: über welches Thema oder Hobby, wo (an einer Volkshochschule, in einer Begegnungsstätte oder irgendwo anders), wann (an welchem Tag oder Abend) und so weiter.

5. Stellen Sie einen Plan auf, um Ihr Ziel einer Verbesserung in diesem Aspekt Ihres Lebens zu erreichen. Denken Sie daran, dass die Teilnahme an einem Kurs vielleicht nur ein Schritt zur Umsetzung Ihres Gesamtplans ist. Außerdem wäre es vielleicht sinnvoll, sich einen Partner zu suchen, dem gegenüber Sie Rechenschaft ablegen müssen – jemanden, der sich bereit erklärt hat, Sie für die Erreichung Ihrer Meilensteine zur Verantwortung zu ziehen. Wenn Sie sich beispielsweise zu Ihrem Kurs anmelden, würden Sie diesem Partner davon berichten, oder er könnte bei Ihnen nachfragen, um zu überprüfen, ob Sie Ihren Vorsatz auch wirklich in die Tat umgesetzt haben. Noch besser wäre es natürlich, wenn er gemeinsam mit Ihnen an diesem Kurs teilnähme!

____

____

____

____

6. Und nun ist es an der Zeit, aktiv zu werden! Machen Sie sich an die Verwirklichung Ihres Plans und dokumentieren Sie Ihre Fortschritte. Vielleicht müssen Sie ihn im Lauf der Zeit auch ein bisschen abändern. Es könnte ja zum Beispiel sein, dass Ihr Kurs erst in einem Monat beginnt; aber Sie möchten lieber jetzt gleich damit anfangen, etwas in dem von Ihnen ausgewählten Lebensbereich zu verbessern. Also veranstalten Sie ein Brainstorming mit sich selbst und überlegen Sie sich andere Möglichkeiten, Ihr Ziel zu erreichen. Daran ist überhaupt nichts Schlimmes! Das Leben ist ein Prozess. Das gilt auch für die Setzung und Erreichung von Zielen.

____

____

____

____

____

So überwinden Sie Hindernisse, die Ihnen die Erreichung Ihrer Ziele erschweren

Wenn Sie sich ein Ziel setzen – egal ob klein oder groß –, werden Ihnen auf dem Weg zu seiner Erreichung mit ziemlicher Sicherheit ein oder zwei (vielleicht sogar noch mehr) Hindernisse begegnen. Dann können Sie entweder aufgeben oder sich überlegen, wie sich dieses Hindernis umgehen lässt. Wir wissen, dass Sie sich für die zweite Alternative entscheiden werden; schließlich haben Sie nicht ohne Grund zu diesem Arbeitsbuch gegriffen. Einige Hindernisse, die Ihnen bei Ihrem Vorhaben im Weg stehen könnten, wollen wir uns genauer anschauen. Man kann sie zwar nicht immer vermeiden, sich aber darauf vorbereiten und seine Einstellung dazu ändern.

BEZEICHNEN SIE IHR *HINDERNIS* LIEBER ALS *HERAUSFORDERUNG*!

Wenn Sarah Angst davor hat, ein neues Risiko einzugehen, um ein Ziel zu erreichen, wirft sie einen Blick auf ein Zitat aus Frank Herberts Roman *Dune (Der Wüstenplanet):* »Die Furcht tötet das Bewusstsein.« Angst kann Sie davon abhalten, im Leben weiterzukommen – aber nur, wenn Sie das zulassen. Wenn Sie gerade in depressiver Stimmung sind, nehmen Sie vielleicht schon allein das Wort *Hindernis* und den Gedanken daran, einem Hindernis gegenüberzustehen, als Drohung wahr. Doch wenn Sie umdenken und Hindernisse und Bedrohungen als Herausforderungen betrachten, sind Sie der Lösung Ihres Problems schon sehr viel näher. Denn wenn man vor einer Herausforderung steht, hat man die Möglichkeit, sein kreatives Denken zu mobilisieren.

Die aktive Lösung Ihrer Probleme ist eine Chance für Sie, sich weiterzuentwickeln. Dazu brauchen Sie nur einen Blick in Ihren mentalen Werkzeugkasten zu werfen. Eine Herausforderung bedeutet nicht, dass Ihnen der Weg zum Erfolg verstellt ist. Ganz im Gegenteil: Sie bedeutet, dass Sie jetzt mehrere verschiedene Methoden ausprobieren können, um festzustellen, welche am besten funktioniert. Hier ein Beispiel dafür: Sie fühlen sich als Versager, weil Sie es aufgrund Ihres riesigen Arbeitspensums nicht schaffen, fünfmal pro Woche an Ihrem Fitnesskurs teilzunehmen. Also beschließen Sie, nur dreimal in der Woche dorthin zu gehen und dafür an den anderen beiden Tagen ein bisschen mit dem Rad durch die Ge-

gend zu fahren. Ihr Fitnessplan ließ sich nicht verwirklichen, weil Sie nun mal einen Vollzeitjob haben. Aber Sie haben einen Ausweg aus diesem Dilemma gefunden und einen realistischeren Plan aufgestellt.

Niemand schreibt Ihnen vor, wie Sie Ihr Leben zu führen haben; also seien Sie einfach flexibel und korrigieren Sie Ihre Pläne, wenn Sie feststellen, dass irgendetwas daran nicht funktioniert. Sie sind nicht zum Scheitern verurteilt und es gibt auch nicht den geringsten Grund, diesem Gedanken nachzugeben. Wenn Sie sich auf die Idee konzentrieren, ein Versager zu sein, werden Sie eher ein schlechtes Gewissen haben und sich schämen; und das wird Sie erst recht von der Erreichung Ihrer Ziele abhalten. Denken Sie daran: Die Angst, versagt zu haben, wird garantiert ab und zu in Ihnen aufsteigen. Es kommt nur darauf an, wie Sie damit umgehen.

»Hindernisse sind diese furchtbaren Dinge, die wir sehen, wenn wir die Augen von unserem Ziel abwenden.«

– Henry Ford

HÜTEN SIE SICH VOR DEM KATASTROPHISIEREN!

Bei unserem Exkurs in die Welt der kognitiven Verzerrungen in Schritt 2 haben wir auch über das Katastrophisieren gesprochen. Damit ist die verzerrte Vorstellung gemeint, dass irgendeine Situation viel schlimmer ist (oder sein wird) als in Wirklichkeit. Wenn Sie sich Ziele setzen und diese verfolgen, ist es wichtig, auf solche katastrophisierenden Gedanken zu achten. Trainieren Sie Ihr Gehirn darauf, solche Verzerrungen sofort zu erkennen, und richten Sie Ihr Augenmerk dann auf die Gegenwart, statt sich auf die Zukunft zu fixieren. Sie haben ein Ziel vor Augen; und dieses Ziel werden Sie eher erreichen, wenn Sie in der Gegenwart bleiben und einen Schritt nach dem anderen gehen.

Es gibt zwei häufige Formen des Katastrophisierens, vor denen man sich hüten sollte:

1. Aufgrund einer einzigen Situation eine Katastrophe erwarten. Zum Beispiel: Sie haben einen Streit mit Ihrem Partner und glauben jetzt gleich, dass diese Auseinandersetzung das Ende Ihrer Beziehung bedeutet. Ein einziger Streit führt noch nicht zu einer Trennung. Doch wenn Sie im Katastrophisierungsmodus feststecken, glauben Sie tatsächlich daran, dass das so sein wird.

2. Sich über die Zukunft (oder das, was kommt) Sorgen machen und ein negatives Ergebnis voraussehen. Zum Beispiel: Sie stellen sich vor, dass in Ihrer Zukunft nur schreckliche Dinge passieren werden und alles schiefgehen wird. Das fühlt sich an wie ein alternatives Universum, in dem Sie eine völlig verzerrte, unliebenswerte Version Ihrer selbst sind. Nachdem Sie dieses Ergebnis vor Ihrem inneren Auge »gesehen« haben, betten Sie diese neue Realität in einen entsprechenden Kontext ein (der allerdings nur in Ihrer Fantasie existiert): Sie sind überzeugt davon, dass diese düsteren Vorahnungen sich tatsächlich bewahrheiten werden.

Wir sind uns ziemlich sicher, dass Sie, wenn Sie die Wahl hätten, nicht an dieses Worst-Case-Szenario glauben *wollen*. Allerdings ist Ihnen vielleicht noch nicht einmal *bewusst*, dass Sie sich im Katastrophisierungsmodus befinden. Wenn Sie nicht mehr daran glauben möchten, dass in Ihrem Leben alles schiefgehen wird, sollten Sie genau darauf achten, *wann* Ihnen solche Gedanken kommen. Denn sobald Sie in der Lage sind, dieses verzerrte Denkmuster zu erkennen, können Sie ihm einen Riegel vorschieben. Woran erkennen Sie, ob Sie wieder einmal am Katastrophisieren sind? Ganz einfach: Achten Sie auf Ihre Gefühle – höchstwahrscheinlich werden Sie in so einer Situation Angst haben oder sich Sorgen machen.

Beginnen Sie, darauf zu achten, in welchen Situationen Ihnen katastrophisierende Gedanken im Hinblick auf Ihre Zukunft kommen. Schreiben Sie diese Situationen in die unten stehenden Leerzeilen (oder auf ein Stück Papier oder in eine Notiz-App, falls Sie dieses Arbeitsbuch gerade nicht bei sich haben).

Beschreiben Sie zunächst, was in dieser Situation passiert ist, und konzentrieren Sie sich dabei auf die Fakten, so als würden Sie einem Polizisten den Hergang eines Verbrechens beschreiben. Nachdem Sie die objektiven Fakten dokumentiert haben, schildern Sie Ihre subjektiven Gedanken und Gefühle im Hinblick auf die Situation.

____

____

____

Dann lesen Sie diesen Text laut, um sich Ihre negativen Gedanken noch klarer und deutlicher vor Augen zu halten. Wenn Sie das jedes Mal tun, wenn Sie von Zukunftsängsten überwältigt werden, werden Sie schon nach relativ kurzer Zeit feststellen, dass dieses Katastrophisieren oft mit ganz bestimmten Bereichen Ihres Lebens zusammenhängt. Und sobald Ihnen klar wird, dass dieses kurzsichtige Denken in Mustern auftritt, können Sie viel leichter einen Plan aufstellen, um etwas daran zu ändern.

Was führt bei Ihnen normalerweise zum Katastrophisieren?

____

____

Welche Situationen bringen Sie häufig dazu, mit dem Schlimmsten zu rechnen?

Welche negativen Gedanken steigen in diesen Situationen besonders oft in Ihnen auf?

Vergegenwärtigen Sie sich eine konkrete Situation, die Sie vor Kurzem erlebt haben. Wie könnten Sie Ihre Gedanken umformulieren und mit dem Katastrophisieren aufhören, wenn Sie sich jetzt gerade in dieser Situation befänden?

SETZEN SIE SICH INTELLIGENTE ZIELE!

Was sind intelligente Ziele?

Solche Ziele sind *spezifisch/konkret, messbar, erreichbar, lohnend* und *terminiert*, das heißt, sie *lassen sich innerhalb eines bestimmten Zeitraums verwirklichen*. Immer wenn Sie ein Ziel ins Auge fassen, sollten Sie darauf achten, dass es konkret formuliert ist. Ihr Erfolg bei der Erreichung dieses Ziels muss sich nachverfolgen oder messen lassen und es muss realistischerweise erreichbar sein. Außerdem sollten Sie die Verwirklichung dieses Ziels als lohnend empfinden und es muss sich auch innerhalb einer bestimmten Zeitspanne erreichen lassen. Sarah weiß zum Beispiel, dass sie nichts zustande bringt, wenn sie sich keine Frist dafür setzt; deshalb glaubt sie, dass es auch Ihnen weiterhelfen wird, die Erreichung Ihres Ziels an einen bestimmten Termin zu knüpfen. Und nun wollen wir uns einmal überlegen, wie man es schafft, seine Ziele zu erreichen.

Oft werden Ziele einfach nur deshalb nicht erreicht, weil sie zu allgemein formuliert sind. Wenn man zum Beispiel sagt: »Ich möchte abnehmen«, ist dieses Ziel zu weit gefasst. Überlegen Sie stattdessen, wie viel Sie abnehmen möchten und bis wann Sie das geschafft haben sollten. Es ist gut, einen Ausgangspunkt für sein Ziel zu haben; doch sobald Ihnen dieser Ausgangspunkt klar ist, sollten Sie konkret werden und sich einen Plan dafür zurechtlegen. Außerdem sollten Sie sich fragen: »Muss ich mit einem Profi zusammenarbeiten, um dieses Ziel zu erreichen?« Die Gewichtsabnahme ist ein hervorragendes Beispiel dafür: Bevor Sie etwas an Ihrer Ernährung ändern oder einen Fitnessplan aufstellen, sollten Sie einen Mediziner zurate ziehen, der etwas davon versteht.

Angenommen, Sie möchten etwas gegen Ihre übermäßige Impulsivität tun. Vielleicht haben Sie die Angewohnheit, Menschen zu unpassender Uhrzeit anzurufen oder ihnen SMS zu schicken. Darüber sollten Sie vielleicht mit einem Psychotherapeuten oder Psychiater sprechen, weil es sich dabei um ein Verhaltensproblem handelt. Wenn Sie sich einfach nur sagen: »Ich will damit aufhören, *X* zu tun«, haben Sie ein Problem – denn es ist schwierig, einfach mit etwas »aufzuhören«. Viel realistischer ist es, ein ungesundes Verhalten einzudämmen und/oder durch ein gesünderes zu ersetzen. Sie könnten sich also beispielsweise sagen: »Nach neun Uhr abends rufe ich niemanden mehr an und schicke auch keine SMS mehr, sondern schreibe stattdessen lieber eine E-Mail. Diese Mail kann der Empfänger dann lesen, wann immer er Zeit und Lust dazu hat.«

EIN HÄUFIGES HINDERNIS BEI DER SETZUNG VON ZIELEN

Wenn Sie sich ein Ziel setzen, das Sie eigentlich *gar nicht erreichen wollen,* kommen Sie damit garantiert nicht weiter; also suchen Sie sich lieber Ziele, die auch wirklich mit Ihren Wünschen in Einklang stehen! Versuchen Sie das gleich jetzt einmal: Denken Sie an ein Ziel, das Sie sich *Ihrer Meinung nach* gerne setzen würden, und beantworten Sie dann folgende drei Fragen dazu:

1. Warum möchten Sie gerade dieses Ziel erreichen?

____

____

2. Was kann Ihnen die Erreichung dieses Ziels kurzfristig bringen?

____

____

3. Wie kann Ihr Leben sich dadurch langfristig verbessern?

____

____

____

Das Wichtigste bei der Setzung von Zielen ist, daran zu denken, dass diese Ziele für *Sie* bestimmt sind und nicht für irgendeinen Familienangehörigen, Freund oder Partner. Schließlich arbeiten Sie auf die Erreichung dieser Ziele hin, um Ihre Lebensqualität zu verbessern; also sollten Sie sich vor der Setzung eines Ziels ein bisschen Zeit nehmen, darüber nachzudenken, in sich hineinzuschauen, es mit realistischen Augen zu betrachten und sich die obigen drei Fragen zu stellen.

SETZEN SIE SICH LIEBER KLEINERE ZIELE!

Überlegen Sie, wo Sie hinkommen möchten, und arbeiten Sie sich dann in Gedanken von diesem Endziel schrittweise rückwärts. Manchmal setzt man sich so große Ziele, dass sie einem unerreichbar erscheinen. Wenn Sie ein realistisches Ziel ins Auge fassen, werden Sie das Gefühl haben, es am Ende vielleicht auch zu erreichen; doch wenn Sie zu hoch hinauswollen, werden Sie sich eher wie gelähmt fühlen und glauben, dass es sowieso keinen Zweck hat, auf dieses Ziel hinzuarbeiten.

In diese Art von negativem Denken sollten Sie nicht verfallen. Sie *können* es schaffen – egal worin dieses »Es« besteht. Vielleicht möchten Sie an einem Halbmarathon teilnehmen, sind bisher aber noch nie länger als 15 Minuten gejoggt. In so einer Situation fangen Sie am besten erst mal mit einer App wie »Couch to 5k« (c25k.com/mobile) an, die Ihnen hilft, sich schrittweise für so einen Lauf fit zu machen.

Sie müssen sich das so vorstellen: Angenommen, Sie schauen zu einem Berg hinüber. Der Gipfel erscheint Ihnen so unendlich fern. Sie können sich beim besten Willen nicht vorstellen, wie Sie dort raufkommen sollen. Aber darüber brauchen Sie sich vorläufig auch noch gar keine Gedanken zu machen. Konzentrieren Sie sich auf einen Schritt nach dem anderen, dann werden Sie im Handumdrehen auf dem Gipfel stehen. Aber sagen Sie sich nicht: »Das schaffe ich mit links«, denn es kostet schon ein bisschen Zeit, da hinaufzukommen – und genauso viel Zeit erfordert es auch, Ihr Ziel zu erreichen. Doch wenn Sie dranbleiben, werden Sie es früher oder später schaffen.

TUN SIE ES EINFACH – UND ZWAR *WIRKLICH!*

Eine gute Freundin hat Sarah einmal erklärt: »Ich richte mein Augenmerk nicht darauf, wie ich mich *fühle,* sondern was ich *tue.*« Und diesen schlichten Satz hat Sarah sich zu Herzen genommen. Immer wenn sie wieder mal mit einer depressiven Episode zu kämpfen hat, denkt sie an den bekannten Slogan von Nike: *Just do it.* (»Tun Sie's einfach.«) Negative Gedanken kommen und gehen, aber Sarah kann selbst entscheiden, ob sie weitermachen will oder nicht – auch wenn diese Gedanken neben ihr herlaufen.

Bei der Setzung und Erreichung von Zielen ist das ganz besonders wichtig. Klar, Sie sind gerade in depressiver Stimmung – aber das bedeutet noch lange nicht, dass Sie nicht trotzdem etwas tun können. Vielleicht geht es Ihnen dadurch nicht sofort besser; doch mit der Zeit wird Ihre Stimmung sich verändern, wenn Sie aktiv auf Ihre Ziele hinarbeiten.

Simon hat dafür eine ganz hervorragende Analogie anzubieten. Sie stammt von Stephen Hayes, dem Erfinder der Akzeptanz- und Commitment-Therapie (ACT): das Bild von den »Fahrgästen im Bus«. Ihr Leben ist wie eine Busfahrt. Sie sind der Fahrer und lassen unterwegs immer wieder Gäste in Ihren Bus einsteigen. Einige dieser Fahrgäste haben gar keine Auswirkungen auf Ihr Leben; andere dagegen spielen schon eine gewisse Rolle, zum Beispiel als Partner in einer Liebesbeziehung oder bei einer beruflichen Veränderung. Manche Fahrgäste sind für Sie wichtiger als andere. Das Erfolgsgeheimnis für die Erreichung Ihrer Ziele besteht darin, zu merken, wenn schwierige Fahrgäste im Bus Ihres Lebens sitzen, und irgendwie mit ihnen fertigzuwerden. Bei diesen Mitfahrern handelt es sich nicht nur um Menschen, die in Ihr Leben treten, sondern auch um die »inneren Passagiere«, mit denen Sie sich auseinandersetzen müssen. Wenn es um die Erreichung Ihrer Ziele geht, sollten Sie darauf achten, welche Überzeugungen diese (inneren und äußeren) Fahrgäste haben, die Sie auf der Straße Ihres Lebens begleiten: Nehmen Sie die positiven Einflüsse in sich auf und bitten Sie die negativen, an der nächsten Bushaltestelle auszusteigen.

»Menschen, die gern Dinge auf die lange Bank schieben, verwechseln Motivation mit Aktion: Sie machen den Fehler, so lange zu warten, bis Sie in der richtigen Stimmung sind, um etwas zu tun. Und da Sie keine Lust dazu haben, verschieben Sie die Sache automatisch immer wieder auf später. Der Irrtum dabei liegt in der Vorstellung, dass die Motivation zuerst da ist und dann zu einer Aktivierung und einem Erfolg führt. Doch normalerweise ist es genau umgekehrt: Zuerst muss man etwas tun – die Motivation dazu stellt sich erst später ein.«

– David Burns

Im Leben gibt es keine Garantien. Wir können nicht mehr tun, als uns nach Kräften um die Erreichung unserer Ziele zu bemühen; alles andere liegt nicht in unserer Hand. Immerhin können Sie Kontrolle über Ihre Gedanken und Ihr Handeln ausüben; das ist schon ein großer Schritt zum Erfolg. Hier zwei Strategien, die Ihnen dabei helfen können, »es einfach zu tun«:

1. **Haben Sie Hoffnung.** Ihre Depression versucht Ihnen einzureden, dass es keine Hoffnung gibt und Sie sich deshalb gar nicht erst um etwas zu bemühen brauchen. Das ist eine Lüge, an die Sie nicht zu glauben brauchen; Sie *müssen* weitermachen! Während Sie auf Ihr Ziel hinarbeiten, werden Sie vielleicht weiterhin das Gefühl haben, dass das keinen Zweck hat, und an frühere Misserfolge zurückdenken. Aber vergessen Sie nicht: Es gibt ein Licht am Ende des Tunnels – auch wenn Sie es im Augenblick noch nicht sehen. Bestrafen Sie sich nicht für Ihre negativen Gedanken. Diese Gedanken sind nicht *Sie*. Lassen Sie sie ruhig in sich aufsteigen, nehmen Sie sie bewusst wahr (entweder im Geist oder indem Sie sie aufschreiben) und arbeiten Sie weiterhin schrittweise auf Ihr Ziel hin. Geben Sie die Hoffnung, dass Sie die Ziellinie erreichen werden, nicht auf!

2. **Denken Sie an Ihre Stärken.** Wenn man niedergeschlagen ist, kann man sich oft gar nicht mehr so richtig daran erinnern, wie es ist, eine gute Meinung von sich zu haben. Wenn Sie dann an eine frühere schwierige Situation zurückdenken und sich vor Augen halten, wie Sie diese Hürde überwunden haben, wird es Ihnen gleich wieder besser gehen. Es ist schwierig, etwas an seinem Leben zu ändern; doch es wird einfacher, wenn Sie denken: »Schließlich habe ich das früher schon einmal geschafft, also wird es mir auch jetzt wieder gelingen.« Sie haben diese Situation damals gut überstanden, weil Sie an sich glaubten. Letzten Endes werden Ihr fester Vorsatz und Ihre Sehnsucht nach einer Veränderung Ihnen bei der Erreichung Ihrer Ziele helfen. Sie können etwas dafür tun, dass es Ihnen wieder besser geht!

Arbeitsblatt zu den Fortschritten bei der Erreichung Ihres Ziels

Wenn man etwas erreichen will, darf man nicht aufgeben. Also führen Sie eine Woche nach der Setzung Ihres Ziels eine Erfolgskontrolle durch. Dieses Arbeitsblatt wird Ihnen dabei helfen, selbst dann weiter auf Ihr Ziel hinzuarbeiten, wenn Sie sich ein bisschen ausgebrannt fühlen. Denken Sie bei diesen allwöchentlichen Erfolgskontrollen stets an den Ratschlag: »Tun Sie's einfach!«

Versuchen Sie, beim Ausfüllen dieses Arbeitsblatts keinerlei Urteile über sich zu fällen. Auf dem Weg zur Erreichung Ihrer Ziele gibt es viele Meilensteine. Vielleicht sind Sie momentan noch nicht da, wo Sie gerne wären; doch irgendwann werden Sie diesen Punkt erreichen. Dabei gibt es kein Richtig oder Falsch. Schließlich legen Sie nur *sich selbst gegenüber* Rechenschaft ab. Bitte seien Sie bei der Beantwortung der nun folgenden zehn Fragen ganz ehrlich. Halten Sie sich Ihre Stärken vor Augen, überlegen Sie aber auch, in welchen Bereichen vielleicht noch Korrekturen notwendig sind. Wir glauben an Sie! Und jetzt geht's los.

1. Welche Gefühle haben Sie im Hinblick auf den Lebensbereich, in dem Sie gern etwas ändern möchten? Woher, glauben Sie, kommen diese Gefühle?

2. Wann hatten Sie zum letzten Mal den Eindruck, bei der Erreichung dieses Ziels einen Schritt weitergekommen zu sein?

3. Wann hatten Sie zum letzten Mal Probleme bei Ihrer Arbeit an diesem Ziel? Was haben Sie dagegen getan?

4. Wie viel Zeit investieren Sie dafür, etwas in diesem Lebensbereich zu verändern?

5. Welche kurzfristigen Ziele verfolgen Sie im Hinblick auf diese Veränderung? Gelingt es Ihnen, diese Ziele zu erreichen?

6. Sollten Sie irgendetwas an Ihrem Plan verändern oder modifizieren, um Ihr Ziel besser erreichen zu können? Wenn ja: was?

7. Haben Sie schon ein paar Meilensteine auf dem Weg zu Ihrem Ziel erreicht? Wenn ja, welche?

8. Auf welche Veränderung, die Sie bisher erreicht haben, sind Sie besonders stolz? Warum?

9. Was sollte an Ihrem Plan noch verbessert werden?

10. Worin bestehen Ihre nächsten Schritte auf dem Weg zu Ihrem Ziel? Stellen Sie eine To-do-Liste auf!

SO KONTROLLIEREN SIE IHREN ERFOLG

Und nun legen Sie Ihr Ziel-Arbeitsblatt und Ihr fertig ausgefülltes Arbeitsblatt zu den Fortschritten bei der Erreichung Ihres Ziels einmal nebeneinander, um zu sehen, wie weit Sie schon gekommen sind. Hat es Überraschungen gegeben? Als Sie Ihr Ziel-Arbeitsblatt ausfüllten, kam Ihnen der Weg, der vor Ihnen lag, vielleicht unendlich weit vor; doch nun, da Sie erste Fortschritte sehen, haben Sie möglicherweise das Gefühl, die Sache schon ein bisschen besser im Griff zu haben, und das gibt Ihnen Hoffnung. Nur Sie selbst können wissen, wie Ihnen zumute ist. Bitte schreiben Sie in die unten stehenden Leerzeilen, was Ihnen die Setzung Ihrer Ziele bisher gebracht hat und wie es Ihnen dabei geht.

Zusammenfassung

Es gehört zu einem Plan, sich Ziele zu setzen und diese dann auch zu erreichen. Das ist der vierte Schritt dieses 10-Schritte-Programms, das dazu führen soll, dass es Ihnen wieder besser geht. Um Ihre Ziele erreichen zu können, müssen diese realistisch und machbar sein. Denken Sie daran, womit wir uns in diesem Kapitel beschäftigt haben:

- Fangen Sie klein an.
- Formulieren Sie Ihre Ziele spezifisch und konkret.
- Setzen Sie sich realistische Ziele und einen vernünftigen Zeitrahmen dafür.
- Haben Sie Geduld mit sich selbst.
- Hüten Sie sich vor negativen und katastrophisierenden Gedanken.
- Nutzen Sie die Arbeitsblätter, um sich Ziele zu setzen und Ihre Fortschritte zu kontrollieren.

Diese Punkte sind sehr wichtig; nur so können Sie auf dem richtigen Weg bleiben und Ihre Ziele erreichen. Wenn man ständig an sein Endziel denkt, fällt es einem oft schwer weiterzukommen. Also versuchen Sie, sich keine Gedanken über das Endziel zu machen, sondern bleiben Sie einfach in der Gegenwart. Auch wenn es ein steiniger Weg ist – Sie haben das Zeug dazu, sich diesen Herausforderungen zu stellen, denn Sie wissen, wie man Probleme löst. Sie werden an Ihr Ziel kommen; doch das wird Sie Zeit und Engagement kosten. Denken Sie inzwischen einmal darüber nach, welche Erkenntnisse Ihnen dieses Kapitel gebracht hat, und tragen Sie diese Einsichten in die unten stehenden Leerzeilen ein:

____

____

____

____

Hausaufgabe

Falls Sie das bisher noch nicht getan haben, ist es nun an der Zeit, Ihr Ziel-Arbeitsblatt auszufüllen. Wählen Sie ein konkretes Ziel und füllen Sie dazu das Ziel-Arbeitsblatt auf den Seiten 60 bis 62 aus. Falls der Platz nicht reichen sollte, legen Sie einfach ein paar lose Blätter in dieses Arbeitsbuch ein. Denken Sie daran, bei der Setzung Ihrer Ziele realistisch zu sein: Man kann innerhalb einer begrenzten Zeitspanne keine Wunder bewirken!

Nachdem Sie Ihr Ziel-Arbeitsblatt ausgefüllt haben, schreiben Sie in Ihren Terminkalender, dass Sie am Ende jedes Tages eine Erfolgskontrolle durchführen sollten, oder nutzen Sie eine App dafür. Füllen Sie das Arbeitsblatt zu den Fortschritten bei der Erreichung Ihres Ziels aus. So können Sie Ihre Erfolge besser überwachen und bei der Umsetzung Ihres Vorhabens systematischer vorgehen.

Sie müssen das zwar nicht unbedingt tun, aber wenn Sie es für hilfreich halten, können Sie auch hierfür wieder einen Partner auswählen, der Sie für Ihr Vorwärtskommen auf diesem Weg zur Rechenschaft zieht. (Das sollte jemand sein, zu dem Sie Vertrauen haben und dem Sie ohne Scheu von all Ihren Erfahrungen erzählen können.) Wenn Sie sich vorgenommen haben, bis zu einem bestimmten Datum *X* erledigt zu haben, können Sie dieser Vertrauensperson berichten, dass Ihnen das tatsächlich gelungen ist. Es ist eine wunderbare Belohnung für Ihre große Mühe, wenn jemand Sie dabei immer wieder anspornt und sich gemeinsam mit Ihnen über Ihre Erfolge freut! Vielleicht möchte dieser Jemand Ihr Ziel sogar gemeinsam mit Ihnen erreichen. Falls Sie einen solchen Partner gewählt haben, schreiben Sie seinen Namen, seine Kontaktdaten und die Termine, zu denen Sie ihm Bericht erstatten möchten, bitte in die unten stehenden Leerzeilen.

SCHRITT 5

NEGATIVE DENKMUSTER ERKENNEN UND VERSTEHEN

Wir haben in diesem Arbeitsbuch zwar schon über negative Denkmuster gesprochen, doch in Schritt 5 werden wir diesem Problem noch genauer auf den Leib rücken und uns damit beschäftigen, was negative Gedanken sind, woran man sie erkennt und wie man damit arbeitet, damit es einem wieder besser geht.

In diesem Kapitel geht es nicht darum, sich völlig von Ihren negativen Gedanken zu verabschieden, sondern eher darum, richtig damit umzugehen. Sarah hat zum Beispiel eine negative Grundüberzeugung: »Alles, was ich sage oder tue, ist falsch.« Dieses Denkmuster begleitet sie schon so lange, dass sie gar nicht mehr weiß, wann es angefangen hat. Sie bemüht sich ständig, etwas an diesem Gedanken zu ändern, weiß aber, dass das ein langwieriger Prozess ist. Vor Kurzem hatte sie eine Auseinandersetzung mit einem Freund, durch die diese negative Grundüberzeugung wieder in ihr wachgerufen wurde: Sie begann, sich für eine schlechte Freundin zu halten, was wiederum Gefühle der Scham und Traurigkeit in ihr auslöste. Daraufhin fing Sarah an zu weinen und hatte das Gefühl, immer mehr die Kontrolle über sich zu verlieren. Doch dann erinnerte sie sich daran, mit den Strategien zu arbeiten, um die es in diesem Buch geht. Das ist für sie ein wunderbares Beispiel dafür, wie stark negative Gedanken uns beeinflussen können und wie wichtig es ist, in solchen Situationen mit KVT-Strategien zu arbeiten. Lassen Sie sich nicht unterkriegen!

Woher kommen negative Gedanken?

Ob Sie nun in depressiver Stimmung sind oder nicht – es ist völlig normal, unangenehme Gedanken zu haben, ohne zu wissen, wo sie herkommen oder warum man sie nicht wieder loswird. Oft lassen sich negative Grundüberzeugungen, die wiederum negative Gedanken und unangenehme Gefühle auslösen, bis in die Kindheit zurückverfolgen – vielleicht hatten Sie als Kind einmal ein traumatisches Erlebnis oder wurden immer wieder traumatisiert, misshandelt oder missbraucht. Es können aber auch andere Kindheitserlebnisse, die Sie stark geprägt haben, an Ihren negativen Gedanken schuld sein; oder vielleicht rührt dieses Denkmuster einfach nur daher, dass Sie bestimmte Dinge, die um Sie herum passierten, damals nicht richtig verstanden haben.

Könnte es sein, dass ein Ereignis oder bestimmte Erfahrungen aus Ihrer Kindheit zu Ihren heutigen negativen Gedanken und Gefühlen beigetragen haben? Um das herauszufinden, beantworten Sie bitte folgende vier Fragen:

1. Hatten Sie in Ihrer Kindheit Erlebnisse oder Erfahrungen, aufgrund derer Sie sich einredeten, dass mit Ihnen irgendetwas nicht stimmt? Wenn ja: Was war Ihrer Meinung nach mit Ihnen nicht in Ordnung?

2. Assoziieren Sie mit den negativen Gedanken und Gefühlen, die Sie über sich selbst haben, bestimmte Situationen? Wie beeinflusst das Ihre Sicht auf sich selbst?

3. Gibt es irgendeinen Menschen, den Sie mit diesen Ereignissen in Verbindung bringen? Inwiefern hatte diese Person Einfluss auf Ihre heutige Meinung von sich selbst?

4. Mit welchen Worten würden Sie sich aufgrund dieser Erinnerung oder dieses Traumas beschreiben?

ZWEI ÜBUNGEN ZUM DURCHARBEITEN NEGATIVER ERINNERUNGEN

Sie brauchen den genauen Ursprung Ihrer negativen Gedanken nicht unbedingt zu kennen, um sich wieder besser zu fühlen. Falls die Fragen auf den letzten beiden Seiten bei Ihnen also keine Erkenntnisse zu negativen Kindheitserlebnissen oder -traumata geweckt haben, machen Sie sich deshalb bitte keine Sorgen. Sie können im Kampf gegen Ihre negativen Denkmuster trotzdem weiterkommen. Doch falls Ihnen negative oder traumatische Erlebnisse eingefallen sein sollten, haben wir hier zwei zusätzliche Übungen für Sie, mit deren Hilfe Sie versuchen könnten, diese zu bewältigen:

- Führen Sie ein Tagebuch über diese früheren Erfahrungen. Aber tun Sie das auf konstruktive Weise, und zwar, indem Sie sich in Ihrem jetzigen Alter in einer Situation visualisieren, die Ihrer Meinung nach zu Ihrer negativen Grundüberzeugung beigetragen hat. Wie wären Sie mit Ihrem heutigen Wissen mit dieser Situation umgegangen? Nehmen Sie sich ein paar Minuten Zeit und beschreiben Sie, wie anders Sie damals reagiert hätten, wenn Sie damals schon Ihre heutige Erfahrung gehabt hätten.

- Die zweite Übung ist eine Meditation, die in der Familiensystemtherapie häufig eingesetzt wird. Suchen Sie sich ein Plätzchen, wo Sie ungestört sind, setzen Sie sich ruhig hin und visualisieren Sie sich als Kind in der verstörenden Situation, die Sie damals erlebt haben. Gleichzeitig stellen Sie sich vor, diesem Kind in Ihrem Erwachsenen-Ich einen Besuch abzustatten. Fragen Sie diese jüngere Version Ihrer selbst, was sie von Ihnen braucht. Vielleicht will das Kind einfach nur, dass Sie sich neben es setzen und ihm tröstend über den Rücken streichen. Oder vielleicht sollten Sie ihm zeigen, wie Ihr Leben sich inzwischen verändert hat. Das kann ein sehr heilsamer innerer Wandlungsprozess sein. Wir alle haben Persönlichkeitsanteile, die der Heilung bedürfen. Mit dieser Übung können Sie direkt zu diesen Anteilen sprechen.

Nehmen Sie Ihre negativen Gedanken genau unter die Lupe!

In Schritt 2 haben Sie erfahren, was kognitive Verzerrungen und dysfunktionale Gedanken sind. Lassen Sie sich von diesen komplizierten Begriffen nicht durcheinanderbringen – im Grunde genommen ist ein negativer Gedanke einfach nur ein negativer Gedanke. Es ist wichtig, sich klarzumachen, dass manche Gedanken gleich mehrere Verzerrungen enthalten und dadurch noch unrealistischer werden. Vielleicht werden Sie während einer depressiven Episode feststellen, dass Ihre negativen Grundvorstellungen an die Oberfläche steigen und jede Menge negativer Gedanken in Ihnen auslösen. Aber Sie wissen ja inzwischen: Um besser mit den eigenen negativen Gedanken umgehen zu können, muss man diese zunächst einmal erkennen. Wie Sie in Schritt 2 erfahren haben, gibt es verschiedene Arten kognitiver Verzerrungen. Wir wollen diese Denkmuster an dieser Stelle noch einmal mit Ihnen durchgehen:

- Filtern,
- Schwarz-Weiß-Denken/Alles-oder-nichts-Denken,
- zu starke Verallgemeinerungen,
- voreilige Schlüsse/willkürliche Schlussfolgerungen,
- Katastrophisieren,
- Personalisierung,
- Kontrollirrtum,
- Fairnesstrugschluss,
- Schuldzuweisungen,
- »Sollte«-Sätze,
- emotionale Beweisführung,
- Irrtum des Wandels,
- Etikettierungen,
- Immer-recht-haben-Wollen.

Falls Sie sich diese häufigen Formen negativen Denkens noch einmal ins Gedächtnis zurückrufen möchten, blättern Sie bitte zu Seite 30ff. dieses Buches zurück. Man kann nur dann richtig mit einem Gegner umgehen, wenn man ihn kennt! Wenn Ihnen klar wird, dass ein Gedanke unrealistisch ist, können Sie besser umdenken. Negative Gedanken oder Denkmuster können sich erdrückend anfühlen; doch wenn Sie wissen, woran man sie erkennt und was man dagegen tut, brauchen Sie sich davon nicht überwältigen zu lassen. Wir wollen uns nun ein paar Beispiele für negative Gedanken anschauen und untersuchen, mit welchen kognitiven Verzerrungen sie einhergehen. Danach werden wir uns überlegen, welche positiven Gedanken man dagegensetzen kann.

»ICH BIN SO EIN VERSAGER.«

Sie sind zu einem Bewerbungsgespräch gefahren, haben den Job aber nicht bekommen. Als Sie erfahren, dass jemand anders eingestellt wurde, kommt Ihnen als Erstes der Gedanke, dass Sie ein Versager sind.

Bei diesem negativen Gedanken handelt es sich in erster Linie um eine Etikettierung; es kann aber auch eine Personalisierung sein. Es wird Sie nicht weiterbringen, sich zu beschimpfen; dadurch bekommen Sie höchstens eine noch schlechtere Meinung von sich selbst.

»DIE LEUTE REDEN HINTER MEINEM RÜCKEN SCHLECHT ÜBER MICH.«

Angenommen, Sie warten an einem Bankautomaten, und ein paar Meter von Ihnen entfernt stehen ein paar Menschen. Sie flüstern sich etwas zu, und einer von ihnen scheint dabei in Ihre Richtung zu schauen. Ihr erster Gedanke in dieser Situation ist, dass diese Leute über Sie reden. Das ist Ihnen peinlich und Sie fühlen sich unwohl.

Bei diesem negativen Gedanken handelt es sich in erster Linie um eine Personalisierung; es kann aber auch eine voreilige Schlussfolgerung sein: Sie gehen einfach davon aus, dass diese Leute über Sie reden, ohne einen Beweis dafür zu haben.

»ICH BIN ALS VATER/MUTTER EIN VERSAGER/EINE VERSAGERIN.«

Eigentlich wollten Sie an diesem Sonntagnachmittag mit Ihren Kindern im Park spazieren gehen; doch dann ist Ihnen klar geworden, dass Sie noch einiges im Haushalt erledigen müssen, um sich auf die kommende Arbeitswoche vorzubereiten. Sie haben deshalb ein schlechtes Gewissen; und als Ihre Kinder sich über den versäumten Ausflug beschweren, kommt Ihnen als Erstes der Gedanke, dass Sie als Vater/Mutter ein Versager/eine Versagerin sind.

Bei diesem negativen Gedanken handelt es sich in erster Linie um eine emotionale Beweisführung; es kann aber auch Alles-oder-nichts-Denken dahinterstecken. Die Tatsache, dass Sie ein schlechtes Gewissen haben, *beweist* in Ihren Augen, dass Sie etwas falsch gemacht haben (und deshalb ein Versager beziehungsweise eine Versagerin sind).

»ICH SOLLTE MEINE SCHWESTER ANRUFEN.«

Eigentlich wollten Sie heute Ihre Schwester zurückrufen, die Ihnen eine Nachricht auf den Anrufbeantworter gesprochen hat; aber Sie waren so sehr mit einem wichtigen Projekt beschäftigt, dass Sie sogar in der Mittagspause durcharbeiten mussten. Als Sie einen Blick auf das Telefon werfen, beginnen Schuldgefühle an Ihnen zu nagen, und Sie denken, dass Sie Ihre Schwester jetzt endlich zurückrufen sollten. Andererseits können Sie deshalb nicht einfach Ihre wichtige Arbeit liegen lassen. Das flößt Ihnen ein schlechtes Gewissen ein.

Dieser negative Gedanke fällt in die Kategorie des »Sollte«-Denkens. Wenn Sie sich sagen, dass Sie etwas tun *sollten*, haben Sie das Gefühl, dass das, was Sie stattdessen tun, falsch ist. Das macht Ihnen unnötige Schuldgefühle.

»DAS SCHAFFE ICH NIE.«

Eigentlich hatten Sie sich heute früh vorgenommen, sieben Kilometer zu joggen; doch dann sind Sie schon nach sechs Kilometern umgedreht und wieder nach Hause gelaufen, haben Ihr Ziel also um einen Kilometer verfehlt. Auf dem Rückweg denken Sie: »Ich werde es nie schaffen, die ganzen sieben Kilometer zu laufen.«

Bei diesem negativen Gedanken handelt es sich um die kognitive Verzerrung des Schwarz-Weiß-Denkens oder In-die-Zukunft-Sehens: Nur weil Sie es heute früh nicht geschafft haben, Ihr Sieben-Kilometer-Ziel zu erreichen, glauben Sie, dass Ihnen das *niemals* gelingen wird.

Wie gibt man negativen Gedanken eine positive Wendung?

Nun lassen Sie uns die oben beschriebenen Gedanken so umstrukturieren, dass sie sich positiv anhören. Bei dieser Strategie ist es wichtig, daran zu denken, dass Sie *nicht* mit Ihren Gedanken identisch sind; das ist eine sehr wichtige Unterscheidung. Außerdem müssen Sie Ihre Gedanken so ins Positive wenden, dass sie sich hinterher trotzdem immer noch realistisch anhören. Sie sollten dabei nicht übertreiben oder womöglich gar etwas erfinden, um die Situation positiver darzustellen, als sie ist. Halten Sie sich an die Tatsachen!

- »Ich bin so ein Versager.«
  Positiver Gedanke: »Ein anderer Bewerber hat eben besser zu der ausgeschriebenen Stelle gepasst als ich. Ich werde weitersuchen und Bewerbungsgespräche führen, bis ich den für mich richtigen Job gefunden habe.«

- »Die Leute reden hinter meinem Rücken schlecht über mich.«
  Positiver Gedanke: »Diese Leute flüstern nur, weil sie nicht wollen, dass andere ihr Gespräch mithören. Ich habe keine Ahnung, was sie sagen, und es geht mich auch nichts an.«

- »Ich bin als Vater/Mutter ein Versager/eine Versagerin.«

Positiver Gedanke: »Ich habe ein schlechtes Gewissen, weil ich unseren Ausflug in den Park absagen musste; aber deshalb bin ich noch lange kein schlechter Vater beziehungsweise keine schlechte Mutter. Eigentlich unternehme ich viele schöne Sachen mit meinen Kindern und tue auch eine Menge für sie.«

- »Ich sollte meine Schwester anrufen.«
  Positiver Gedanke: »Ich werde mir notieren, meine Schwester zurückzurufen, sobald ich dieses Projekt abgeschlossen habe.«

- »Das schaffe ich nie.«
  Positiver Gedanke: »Heute war ich einfach nicht in der richtigen Verfassung, um die ganzen sieben Kilometer zu laufen. Aber immerhin bin ich sechs Kilometer gejoggt, und das ist mehr, als ich noch vor einem Jahr geschafft hätte. Ich werde weiter auf mein Sieben-Kilometer-Ziel hinarbeiten.«

Diese Beispiele haben Ihnen hoffentlich gezeigt, dass man negative Gedanken durch einfaches Umdenken überwinden kann. Sie haben mehr Möglichkeiten, Ihre Depression in den Griff zu bekommen und Ihre Stimmung zu verbessern, als Sie glauben! Vielleicht fühlt sich ein negativer Gedanke für Sie lauter und stärker an als Ihre Fähigkeit, ihn ins Positive zu wenden; doch das stimmt nicht. Ihre Stimme ist laut genug; und Sie lernen jetzt allmählich, den Gedanken, mit denen Sie sich selbst sabotieren, zu widersprechen. Wenn die negative Stimme in Ihrem Kopf behauptet, dass Sie ein Versager sind, bieten Sie ihr die Stirn!

»Hören Sie endlich mit der Grübelei auf und geben Sie sich eine Chance.«

– Dr. Aaron T. Beck

Lernen Sie, Ihre negativen Gedanken zu erkennen!

Sarah hat festgestellt, dass ihre negativen Denkmuster »Wiederholungstäter« sind. Manchmal laufen sie quasi im Hintergrund mit, wenn sie viel zu tun hat, sodass sie sich diese Denkmuster ab und zu bewusst ins Gedächtnis zurückrufen muss. Ihr hat es sehr geholfen, diese Gedanken schriftlich festzuhalten.

Genau wie Sarah haben auch Sie inzwischen begonnen, genau auf Ihre negativen Gedanken zu achten. Sind Ihnen dabei ebenfalls ein paar Wiederholungstäter aufgefallen, die besonders häufig auftauchen? Welches sind Ihre fünf häufigsten negativen Denkmuster?

1. ______________________________

2. ______________________________

3. ______________________________

4. ______________________________

5. ______________________________

Als Nächstes sollten Sie diese fünf Gedanken den dahintersteckenden kognitiven Verzerrungen zuordnen und sich diese ebenfalls notieren. Durch diese und ähnliche Übungen wird Ihnen Ihr negatives Denken allmählich immer bewusster. Machen Sie weiter so!

Andere konstruktive Möglichkeiten, mit negativen Gedanken umzugehen

Ihr Verstand ist sehr mächtig – er kann Sie von falschen Vorstellungen in Bezug auf sich selbst überzeugen. Das frustriert Sie vielleicht so sehr, dass Sie keinen Ausweg aus dieser Situation sehen. Doch auch wenn Ihr Verstand noch so einflussreich ist, können Sie doch lernen, mit ihm zu arbeiten, statt sich seiner Kontrolle zu unterwerfen. Bei Ihrer Arbeit mit diesem Buch werden Sie immer wieder lernen, negative Gedanken umzustrukturieren oder in positive zu verwandeln. Ist es nicht gut zu wissen, dass Sie etwas gegen Ihre negative Lebenseinstellung tun können?

Mit den in diesem Kapitel beschriebenen Strategien können Sie einen negativen Gedanken erkennen, in Ihr Bewusstsein heben, umdenken und eine positivere Einstellung entwickeln. Sie selbst sind derjenige, der diese Arbeit leistet, und Sie werden am eigenen Leib erfahren, dass Sie etwas an diesen kurzsichtigen negativen Denkmustern ändern können. Nun wollen wir Ihnen ein paar hilfreiche Anregungen für den Umgang mit negativen Gedanken geben, damit Sie Ihr Denken wieder besser in den Griff bekommen.

ZWEIFELN SIE AN DER RICHTIGKEIT IHRER NEGATIVEN GEDANKEN!

Ihnen werden zwangsläufig immer wieder negative Gedanken in den Kopf kommen; doch wie Sie damit umgehen, ist Ihre eigene Entscheidung. Nehmen Sie sich einen Moment Zeit, um zu überlegen, ob an diesen Gedanken überhaupt etwas Wahres ist. Was würden Sie einer guten Freundin sagen, wenn Sie erführen, dass sie so eine schlechte Meinung von sich hat? Manchmal ist es einfacher, anderen Menschen zu helfen, als liebevoll mit sich selbst umzugehen. Nachdem Sie sich überlegt haben, was Sie einer engen Freundin in so einer Situation raten würden, sollten Sie auch Ihre eigenen negativen Gedanken aus dieser Perspektive betrachten. Wahrscheinlich gehen Sie unnötig hart mit sich selbst ins Gericht; denn negative Gedanken können uns zu solch selbstzerstörerischem Verhalten treiben. Das ist eine Art Doppelmoral: Wir haben von anderen Menschen eine bessere Meinung als von uns selbst. Doch Sie können sich mithilfe Ihrer Logik gegen die Verlockung emotionaler Beweisführungen wehren und die Richtigkeit Ihrer negativen Gedanken in Zweifel ziehen. Gibt es zum Beispiel irgendeinen Beweis für die Überzeugung, dass Sie wirklich ein schlechter Mensch sind? Wenn Sie ein Staatsanwalt bei Gericht wären, mit welchen Argumenten würden Sie diesen Gedanken dann ins Kreuzverhör nehmen?

BEHANDELN SIE IHRE NEGATIVEN GEDANKEN WIE UNARTIGE KINDER!

In seinem Buch *Metakognitive Therapie bei Angststörungen und Depression* beschreibt Dr. Adrian Wells den richtigen Umgang mit negativen Gedanken und nutzt dabei die Metapher des »bockigen Kindes«. Angenommen, Sie befinden sich mit einem Kind in einem Geschäft und es benimmt sich schlecht. Sie können dieses Kind am besten von seiner Unartigkeit abbringen, indem Sie es zwar im Auge behalten, sein Verhalten selbst aber ignorieren. Mit Ihren negativen Gedanken ist es ganz ähnlich wie mit einem unartigen Kind: Sie wissen, dass sie da sind, aber Sie brauchen sich nicht darauf einzulassen. Seien Sie sich Ihrer Gedanken bewusst und bleiben Sie gleichzeitig auf Distanz dazu.

SEIEN SIE NETT ZU SICH SELBST

Sie haben diese allgegenwärtigen negativen Gedanken, die zu unangenehmen Gefühlen führen, sowieso schon. Doch wenn Sie sich jetzt auch noch wegen dieser Gefühle verurteilen, wird es Ihnen noch schlechter gehen. Ihre Gefühle sind etwas Reales, und Sie haben ein Recht darauf. Sarah hat sich schon oft gefragt, wie es wohl wäre, wenn sie keine Depression hätte. Sie hat über andere Menschen in ihrem Umfeld nachgedacht, die »glücklich« zu sein scheinen. Doch ihre Mutter hat eine kluge Devise, die ihr hilft, mit solchen Gedanken fertigzuwerden: »Vergleiche dich niemals mit anderen Menschen. Das bringt dich nur zur Verzweiflung.« Dieser Wahlspruch hängt mit der kognitiven Verzerrung der voreiligen Schlüsse zusammen. Sie sind kein Gedankenleser; also können Sie auch nicht wissen, was andere Menschen denken oder fühlen. Wenn Sie Spekulationen darüber anstellen, können diese zutreffen oder auch nicht. Es gibt nur eine einzige Möglichkeit herauszufinden, was jemand denkt: nämlich ihn danach zu fragen.

Wenn Sie Werturteile über sich selbst fällen und sich mit anderen Menschen vergleichen, stürzt Sie das nur noch tiefer in Ihr Gefühl der Scham und Enttäuschung. Hören Sie auf, darüber nachzudenken, was diese Gedanken »bedeuten«. Objektiv betrachtet bedeuten sie gar nichts. Es sind einfach nur Gedanken, die Sie irritieren und Platz in Ihrem Kopf wegnehmen. Sie fühlen sich nun einmal gerade so, wie Sie sich fühlen. Das wird nicht immer so bleiben, auch wenn Sie das jetzt im Moment vielleicht glauben. Früher oder später werden Sie wieder über diesen Zustand hinwegkommen; doch wenn Sie diese Gedanken einfach ganz objektiv akzeptieren, ohne sich deshalb zu verurteilen, werden Sie weniger darunter leiden. Beobachten Sie den Gedanken einfach neutral und unvoreingenommen und lassen Sie ihn dann los oder strukturieren Sie ihn um, so gut Sie können, ohne ihn zu bewerten – je nachdem, was Ihnen am besten hilft.

ÜBEN SIE SICH IN DANKBARKEIT

Immer wenn Sarah deprimiert war, forderte ihre Mutter sie auf, eine Liste von zehn Dingen aufzustellen, für die sie dankbar war. Die Erkenntnis, dass es auch gute Dinge in ihrem Leben gab, die sie im Schmerz ihrer Depression einfach nur vergessen hatte, half ihr wieder auf die Beine: Ja, es gab tatsächlich Dinge, die sie glücklich machten! Daraus hat Sarah etwas Wichtiges gelernt: Wenn sie sich vor Augen hält, was sie hat, statt immer nur daran zu denken, was sie *nicht* hat, hebt sich ihre traurige Stimmung. Vielleicht werden Sie die Erfahrung machen, dass es Ihnen genauso geht. In Schritt 10 dieses Buches werden wir uns noch eingehender mit dem Thema Dankbarkeit beschäftigen. Vorläufig genügt es, in die unten stehenden Leerzeilen acht Dinge einzutragen, für die Sie dankbar sind:

1. ______________________________
2. ______________________________
3. ______________________________
4. ______________________________
5. ______________________________
6. ______________________________
7. ______________________________
8. ______________________________

HALTEN SIE SICH IHRE STÄRKEN VOR AUGEN!

Leider konzentrieren wir uns nur allzu oft auf unsere Fehler und Schwächen, statt unsere Stärken zu sehen und anzuerkennen. Natürlich ist es hilfreich, sich darüber im Klaren zu sein, in welchen Bereichen man sich noch verbessern könnte; aber Sie sollten Ihr Augenmerk auch darauf richten, worin Sie gut sind. Denn wenn Sie das Positive an sich selbst erkennen, können Sie Ihre negativen Gedanken besser bekämpfen. Sie haben einen Wert; und dieser Wert wird Ihnen eher bewusst, wenn Sie sich vor Augen halten, was Sie gut können. In der nächsten Übung dürfen Sie sich einmal so richtig loben. Denken Sie darüber nach, auf welche Ihrer Eigenschaften Sie stolz sind. Was können Sie gut? Uns ist klar, dass es Menschen mit Depressionen aufgrund ihrer automatischen Gedanken schwerfällt, positive Seiten an sich selbst zu entdecken. Geben Sie sich trotzdem Mühe, ein paar Eigenschaften zu finden, auf die Sie stolz sind – egal wie wichtig oder unwichtig diese sind. Schreiben Sie Ihre acht wichtigsten positiven Eigenschaften in die unten stehenden Leerzeilen:

1. ______________________________
2. ______________________________
3. ______________________________
4. ______________________________
5. ______________________________
6. ______________________________
7. ______________________________
8. ______________________________

ZIEHEN SIE EINEN PSYCHOTHERAPEUTEN ZURATE

Wenn Sie das Gefühl haben, nicht allein mit Ihren negativen Gedanken fertigzuwerden, ist es vielleicht sinnvoll, sich an einen Psychologen oder sonstigen Therapeuten zu wenden, der sich in der KVT und/oder der Behandlung von Depressionen auskennt. Ein solcher Therapeut kann Ihnen zusätzlich zu den in diesem Arbeitsbuch beschriebenen Strategien noch weitere Werkzeuge an die Hand geben und Sie im Kampf gegen Ihre negativen Gedanken unterstützen und anleiten. Das Gespräch mit einem qualifizierten Therapeuten kann für Sie ein wichtiger Schritt auf dem Weg zur Heilung sein.

SO BEWÄLTIGEN SIE NEGATIVES DENKEN MITHILFE DER ACT

Der Kampf gegen negative Gedanken kann manchmal ganz schön anstrengend sein. Also suchen Sie sich lieber ein positiveres Bild für die Vorstellung, gegen Ihre Gedanken *anzukämpfen*. Die kognitive Defusion (Deliteralisierung) hilft Ihnen, Ihre Gedanken so zu sehen, wie sie sind, und nicht so, wie sie Ihnen erscheinen. Bei dieser Strategie achten Sie genau auf Ihre Gedanken und darauf, wie sie Ihr Handeln beeinflussen. Hier drei aus dem Arsenal der ACT stammende Strategien, mit denen man negative Gedanken entschärfen kann:

1. **FORMULIEREN SIE DEN GEDANKEN SO UM, DASS ER NICHTS MIT IHNEN PERSÖNLICH ZU TUN HAT, SONDERN NUR MIT IHRER INNEREN EINSTELLUNG.** Angenommen, Sie denken: »Ich werde mich bei dieser Party bestimmt blamieren.« Formulieren Sie diesen Gedanken folgendermaßen um: »Ich *habe den Gedanken*, dass ich mich bei dieser Party blamieren werde.« Dadurch distanzieren Sie sich von dem Gedanken und betrachten ihn als etwas Außenstehendes.

2. **ENTDECKEN SIE DAS HUMORVOLLE AN EINEM NEGATIVEN GEDANKEN, INDEM SIE IHN ZUR MELODIE EINES ALBERNEN LIEDES SINGEN.** Angenommen, Sie denken: »Ich bin ein Versager.« Singen Sie diesen Gedanken laut vor sich hin, und zwar zur Melodie von »Alle meine Entchen«. Dann wird er Ihnen nicht mehr so grausam in den Ohren klingen.

3. **MACHEN SIE SICH KLAR, DASS BESTIMMTE GEDANKEN IN DER »GESCHICHTE IN IHREM GEHIRN« IMMER WIEDER AUFTAUCHEN.** Beobachten Sie, wie der Gedanke in Ihnen aufsteigt, und sagen Sie sich dann einfach: »Jetzt ist er wieder da.« So wie dieser lästige Nachbar, der die unangenehme Eigenschaft hat, stets unangekündigt (und uneingeladen) aufzutauchen. Natürlich erinnern Sie sich noch an diesen unsympathischen Typen; deshalb wundern Sie sich auch gar nicht darüber, dass er hier ist. Begleiten Sie ihn höflich hinaus – und tun Sie mit Ihren wiederkehrenden Gedankenkreisläufen das Gleiche.

Ein paar Wahrheiten über negative Gedanken, die Sie nie vergessen sollten

Negative Gedanken können zu einer Lebensweise werden – einer Mentalität, die sich im Lauf der Zeit entwickelt. Man kann dieses Muster durchbrechen, doch das kostet Zeit. Unser Gehirn ist formbar, also können Sie eine weniger pessimistische Sichtweise Ihrer selbst, der Welt und Ihrer Zukunft entwickeln und infolgedessen auch etwas an Ihren Gefühlen und Ihrem Verhalten ändern, wenn Sie sich intensiv darum bemühen. Das ist Ihr Endziel, und Sie arbeiten fleißig daran, es zu erreichen. Natürlich werden Sie bei Ihren Bemühungen, positiver zu denken, auch auf mentale Barrieren stoßen. Daran ist überhaupt nichts Schlimmes. Machen Sie einfach weiter und konzentrieren Sie sich auf Ihr Ziel: mit der Zeit zu lernen, Ihr negatives Denken zu überwinden.

Negative Gedanken haben ein ausgesprochenes Talent dafür, sich in Ihrem Gehirn breitzumachen; aber schließlich haben sie keinen Mietvertrag unterschrieben, also haben sie auch kein Recht, dort zu sein. Halten Sie sich folgende Wahrheiten vor Augen:

- Negatives Denken zu überwinden, kostet Zeit.
- Negative Gedanken können sich sehr erdrückend anfühlen.
- Es kann ein unangenehmes Gefühl sein, Gedanken, die mit dem eigenen Selbstgefühl zusammenhängen, genauer unter die Lupe zu nehmen und kritisch zu hinterfragen.
- Zwingen Sie sich nicht, positiv zu denken. Denken Sie lieber realistisch.
- Tun Sie im Umgang mit solchen Gedanken das, was Ihnen persönlich am leichtesten fällt (zum Beispiel, sie achtsam zu akzeptieren, statt etwas daran verändern zu wollen).
- Negative Grundüberzeugungen entwickeln sich oft schon in frühester Kindheit und sind nur schwer wieder loszuwerden.
- Etwas an Ihrem Verhalten zu ändern, ist genauso wichtig, wie den negativen Gedanken selbst zu verändern. Oft können Sie durch eine Änderung Ihres Verhaltens gleichzeitig auch etwas an Ihren Gedanken ändern! Also nutzen Sie negative Gedanken als Chance, anders mit sich und anderen Menschen umzugehen.

Zusammenfassung

In diesem Kapitel haben Sie sich noch intensiver mit dem Wesen negativer Gedanken beschäftigt. Wenn Sie wissen, wie man solche Gedanken den entsprechenden kognitiven Verzerrungen zuordnet, haben Sie schon eine Menge geschafft! Dann können Sie diese Gedanken nämlich als das erkennen, was sie sind: Unwahrheiten und Fehlwahrnehmungen.

Wir sind in diesem Therapieschritt auch kurz darauf eingegangen, dass Ihren negativen Gedanken negative Überzeugungen oder Glaubenshaltungen zugrunde liegen könnten. Es ist nicht schlimm, wenn Sie keine solchen Überzeugungen gefunden haben, denn Sie brauchen die genaue Ursache Ihrer negativen Gedanken nicht unbedingt zu kennen, um sie mithilfe der neuen Fähigkeiten, die Sie gerade entwickeln, in den Griff zu bekommen. Beim nächsten Schritt werden wir noch tiefer in die Materie eintauchen: Dann geht es nämlich um konkrete Methoden, gegen negatives Denken vorzugehen. Doch vorläufig sollten Sie erst einmal darüber nachdenken, welche Erkenntnisse Ihnen dieses Kapitel gebracht hat, und Ihre Ideen dazu in diese Leerzeilen schreiben:

Hausaufgabe

Tragen Sie in den nächsten Tagen stets Bleistift und Notizblock bei sich, damit Sie immer etwas zum Schreiben griffbereit haben. (Stattdessen können Sie natürlich auch eine Notiz-App auf Ihrem Smartphone nutzen.) Schreiben Sie den ganzen Tag über alle negativen Gedanken auf, die in Ihnen aufsteigen. Achten Sie dabei auch auf »Wiederholungstäter« und kennzeichnen Sie diese mit einem Sternchen. Anschließend schreiben Sie all diese negativen Gedanken in die unten stehenden Leerzeilen:

Nachdem Sie Ihre Gedanken niedergeschrieben haben, können Sie üben, sie umzuformulieren oder durch positive Denkmuster zu ersetzen. Aber natürlich können Sie es auch mit den anderen Vorschlägen in diesem Kapitel versuchen zum Beispiel, diese Gedanken zur Melodie eines albernen Liedes zu singen.

Die Wiederholungstäter, die Sie mit einem Sternchen markiert haben, sind die Gedanken, auf die Sie sich in Schritt 6 noch stärker konzentrieren werden. Denn in diesem nächsten Kapitel geht es um die Strategien, mit denen man negative Denkmuster durchbrechen kann.

SCHRITT 6

NEGATIVE DENKMUSTER DURCHBRECHEN

Sie haben inzwischen schon erstaunliche Fortschritte gemacht. Während Ihrer Arbeit mit diesem Buch haben Sie immer wieder neue Anhaltspunkte und Erkenntnisse gewonnen, mit deren Hilfe Sie Ihr negatives Denken besser in den Griff bekommen können. Einen genauen Plan, wie das geht, wollen wir Ihnen in diesem Kapitel vermitteln.

»Wenn man seine Gedanken unter Kontrolle zu bringen versucht, werden die Sorgen und fixen Ideen dadurch nur noch schlimmer.«

- Dr. Judith Beck

In Schritt 6 werden Sie etwas Wichtiges lernen: nämlich dass Sie nicht versuchen sollten, Ihre negativen Gedanken *abzuschalten* (siehe Infokasten Seite 100f.). Auf den ersten Blick hört sich das für Sie vielleicht unlogisch an, denn schließlich möchten Sie Ihre Gedanken ja verändern. Aber man kann nur etwas an seinen negativen Denkmustern ändern, indem man diese Gedanken wahrnimmt und damit arbeitet, statt dagegen anzukämpfen. Sicherlich haben Sie auch schon mal die bekannte Redensart gehört: »Wenn du sie nicht schlagen kannst, verbünde dich mit ihnen.« Das ist eine hervorragende Methode, mit negativen Denkmustern umzugehen. Wenn Sie sich diese Gedanken bewusst vor Augen halten und sie dann umformulieren oder durch positive ersetzen, wie Sie es in den bisherigen Schritten dieses Buches gelernt haben, wird es Ihnen gelingen, etwas daran zu ändern. Damit wollen wir uns in diesem Kapitel beschäftigen.

Wie führt man ein Gedankentagebuch?

In Schritt 3 haben Sie erfahren, was ein Gedankentagebuch ist und wie man seine negativen Denkprozesse visualisiert. Sie haben gelernt, dass Sie besser mit Ihren verzerrten Denkmustern umgehen können, wenn Sie sie klar und deutlich erkennen. Nun wollen wir die einzelnen Schritte bei der Erstellung eines solchen Gedankentagebuchs genau durchgehen, damit Sie lernen, wie man so etwas macht.

Die nun folgenden fünf Schritte nehmen Sie auf eine faszinierende Entdeckungsreise mit: vom Erkennen eines negativen Gedankens dazu, ihn in etwas Positives zu verwandeln. Wenn Sie das gleich jetzt ausprobieren möchten, können Sie die Fragen im Gedankentagebuch-Arbeitsblatt auf Seite 54f. beantworten – oder sie vorläufig einfach nur durchlesen und erst später ausfüllen.

1. **Situation und Emotion:** Beschreiben Sie genau, wo Sie waren, was passiert ist und wie Sie sich dabei gefühlt haben.
2. **Negativer Gedanke:** Welcher Gedanke ist Ihnen dabei zuallererst gekommen? Versuchen Sie, nicht zu krampfhaft darüber nachzudenken! Schreiben Sie einfach auf, was Ihnen in dieser Situation als Erstes in den Sinn gekommen ist – rücken Sie Ihren automatischen Gedanken in den Fokus Ihrer Aufmerksamkeit. Und denken Sie nebenbei auch ein bisschen darüber nach, was es Ihnen eigentlich bringt, etwas an Ihrem negativen Denken zu verändern. Mögliche Antworten darauf sind zum Beispiel: »Dann habe ich

eine bessere Meinung von mir«, »Dadurch werden sich meine zwischenmenschlichen Beziehungen verbessern«, »Dann kann ich negative Dinge einfach loslassen, statt mir den Kopf darüber zu zerbrechen«, »Dadurch verbessert sich meine Lebensqualität« oder »Dann bin ich öfter glücklich«. Denken Sie auch über Folgendes nach:

- Welche kognitiven Verzerrungen sind in Ihren automatischen Gedanken enthalten? (Falls Sie Ihr Gedächtnis zum Thema »kognitive Verzerrungen« auffrischen möchten, schlagen Sie bitte auf den Seiten 30 bis 32 nach.) Zu solchen Verzerrungen kommt es, wenn Ihr Gehirn im Autopilotmodus läuft. Sie sind kein Teil von Ihnen, also brauchen Sie deshalb auch kein schlechtes Gewissen zu haben.

- Wenn Sie können, verfolgen Sie Ihren automatischen Gedanken bis zu der Situation zurück, in der er Ihnen zum ersten Mal gekommen ist. Wie wir bereits in Schritt 5 besprochen haben, hängen solche Gedanken normalerweise mit einer negativen Grundüberzeugung zusammen, die bereits in der Kindheit entstanden ist. Sobald Sie den Ursprung dieses Gedankens gefunden haben, fragen Sie sich, ob er Ihnen in der Vergangenheit und Gegenwart weitergeholfen oder wehgetan hat. Welche Dienste hat Ihnen dieser Gedanke geleistet? Bringt er Ihnen etwas? Was könnte es Sie kosten, weiter so zu denken?

3. **Beweise, die für und gegen diesen Gedanken sprechen:** Unterziehen Sie Ihren automatischen Gedanken einem Realitätstest. Stellen Sie ihn auf den Prüfstein: Welche Beweise gibt es dafür? Was würden Sie einem Freund sagen, der denselben Gedanken hat? Und welche Beweise gibt es für eine ganz andere Denkweise? Was würde es Ihnen bringen, anders zu denken?
4. **Alternative Gedanken:** Jetzt haben Sie Ihren negativen Gedanken genau eingegrenzt. Nun ist es an der Zeit, ihm entgegenzutreten und ihn in etwas Realistischeres umzuwandeln – mit anderen Worten: ihn umzustrukturieren oder durch einen positiveren Gedanken zu ersetzen. Stellen Sie sich diesen Gedanken wie ein riesiges Stück Ton vor. Ihre Gedanken sind genauso formbar wie Ton. Sie können Ihren Blick auf diese Situation ändern. Wie könnten Sie das Ereignis mit anderen Augen betrachten, sodass Ihre Sichtweise keine kognitiven Verzerrungen mehr beinhaltet und den Realitätstest besteht? Stecken Sie immer noch bis über beide Ohren in Ihrem negativen Denken fest? Kein Problem: Wenn Sie sich nach Kräften darum bemühen, wird Ihre Denkweise sich mit der Zeit verändern. Vergessen Sie nicht: Das ist ein langwieriger Prozess. Vielleicht denken Sie schon den größten Teil Ihres Lebens negativ, also wird es auch eine Weile dauern, dieses Muster zu durchbrechen. Aber Sie werden es schaffen!
5. **Emotion:** Und nun hören Sie wieder in sich hinein. Wie fühlen Sie sich jetzt? Höchstwahrscheinlich wird Sie ein Gefühl der Erleichterung überkommen, nachdem Sie Ihre Gedanken mithilfe dieses Prozesses hinterfragt haben. Ist das nicht wunderbar?

EIN PLAN FÜR REALISTISCHERES DENKEN

Überlegen Sie sich eine Devise oder einen kurzen Spruch, die/der Sie in Zukunft daran erinnern soll, realistischer zu denken. Diese Devise soll Ihnen als Gedächtnisstütze dafür dienen, dass Sie es schaffen können, Ihre Denkweise zu ändern. Hier ein paar Beispiele: *Meine Gedanken sind nicht ich. Jetzt weiß ich, wie es geht. Ich habe es verdient, dass es mir gut geht. Jetzt helfe ich mir selbst. Ich glaube an mich* oder *Von jetzt an gehe ich liebevoll mit mir um.* Entwickeln Sie Ihre eigene positive Affirmation und lassen Sie sich davon zu einer gesünderen Lebenseinstellung im Alltag hinführen. Schreiben Sie diese Devise in die unten stehenden Leerzeilen:

____

____

____

Natürlich wird es immer wieder vorkommen, dass Sie in negatives Denken zurückfallen. So etwas lässt sich nicht vermeiden und es ist auch nicht Ihre Schuld. Wir alle werden hin und wieder von automatischen Gedanken überwältigt. Es kommt nur darauf an, für solche Fälle einen Plan zu haben, damit man weiß, was man dagegen tun kann. Angenommen, der Gedanke »Ich bin ein Versager« steigt wieder einmal in Ihnen auf. In so einer Situation sollten Sie daran denken, dass Sie dazu neigen, sich selbst unschöne Bezeichnungen an den Kopf zu werfen, und diesen Gedanken »entschärfen«, indem Sie sich sagen: »Ich denke (oder ich habe den Gedanken), dass ich ein Versager bin.« Als Nächstes sprechen Sie Ihre Affirmation vor sich hin. Falls das nicht ausreicht, um Sie wieder in einen positiven Denkprozess zurückzuführen, füllen Sie erneut ein Gedankentagebuch-Arbeitsblatt aus. Denken Sie daran: Das ist Ihr Plan, und Sie halten das Steuer Ihres Lebens in der Hand. Also tun Sie einfach das, was Ihnen in dieser Situation am besten hilft.

Eine an der Stanford University durchgeführte Studie hat gezeigt, dass Depressionen bei Menschen, die anderthalb Stunden pro Tag in der Natur verbringen, sehr viel seltener vorkommen. An manchen Tagen werden Sie sich vielleicht kaum dazu aufraffen können, das Haus zu verlassen; doch die Natur liegt direkt vor Ihrer Haustür und wartet nur darauf, Ihnen etwas Gutes zu tun. Geben Sie sich einfach einen kleinen Schubs, ziehen Sie Ihre Schuhe an, machen Sie die Tür auf und gehen Sie hinaus. Hinterher werden Sie bestimmt froh sein, sich dazu überwunden zu haben.

ARBEITSBLATT FÜR IHR GEDANKENTAGEBUCH

SITUATION:		
EMOTION:		
NEGATIVER AUTOMATISCHER GEDANKE:	BEWEISE, DIE FÜR DIESEN GEDANKEN SPRECHEN:	BEWEISE, DIE GEGEN DIESEN GEDANKEN SPRECHEN:
ALTERNATIVE GEDANKEN:		
EMOTION:		

SITUATION:		
EMOTION:		
NEGATIVER AUTOMATISCHER GEDANKE:	BEWEISE, DIE FÜR DIESEN GEDANKEN SPRECHEN:	BEWEISE, DIE GEGEN DIESEN GEDANKEN SPRECHEN:
ALTERNATIVE GEDANKEN:		
EMOTION:		

HILFREICHE STRATEGIEN, UM SICH ZU OBJEKTIVEM DENKEN ANZUHALTEN

Wenn Sie in einem negativen Gedankenkreislauf gefangen sind, fällt es Ihnen vielleicht manchmal schwer, da wieder herauszufinden. Hier ein paar Tipps, mit deren Hilfe Sie von einer Minute auf die andere die Kontrolle über Ihre Gedanken zurückgewinnen und wieder rationaler denken können:

SCHRIFTLICHES BRAINSTORMING: Wenn es Ihnen beim besten Willen nicht gelingt, einen negativen Gedanken zu überwinden, beschreiben Sie ihn mithilfe der freien Assoziationstechnik in einem Tagebuch – das heißt, Sie schreiben alles auf, was Ihnen dazu einfällt, ohne es in irgendeiner Weise redaktionell zu bearbeiten oder zu kritisieren. Sie werden staunen, welche Erkenntnisse Ihnen bei diesem Brainstorming kommen!

IM AUGENBLICK BLEIBEN UND ATMEN: Achtsamkeit (im Hier und Jetzt zu sein) ist für jeden Menschen eine wichtige Fähigkeit, deshalb werden wir in Schritt 10 noch ausführlich darauf eingehen. Vorläufig genügt es, Ihre Aufmerksamkeit auf den jetzigen Augenblick zu richten. Versuchen Sie das, was Sie hier und jetzt erleben, einfach zu beobachten, ohne es zu bewerten. Probieren Sie das einmal mithilfe folgender Übung: Zählen Sie beim Einatmen bis fünf und spüren Sie, wie Ihr Zwerchfell sich dabei ausdehnt. Dann halten Sie kurz den Atem an und atmen anschließend wieder aus. Praktizieren Sie das eine Zeit lang. Diese Atemübung erdet Sie und hilft Ihnen, im Hier und Jetzt zu bleiben.

RICHTEN SIE IHRE GEDANKEN AUF DIE MENSCHEN, DIE SIE LIEBEN: Es gibt Menschen in Ihrem Leben, denen Sie wichtig sind. Wenn Sarah an die Menschen denkt, die sie liebt und von denen sie geliebt wird, verbessert sich ihre Stimmung. Statt sich auf den negativen Gedanken zu konzentrieren, der Sie gerade quält, denken Sie lieber an die Menschen, die Ihnen am Herzen liegen, und an die Eigenschaften, die Sie an diesen Menschen besonders gerne mögen. Vielleicht versucht die negative Stimme in Ihrem Kopf Ihnen einzureden, dass es niemanden gibt, der Sie liebt. Beweisen Sie dieser Stimme, dass sie unrecht hat, indem Sie Kontakt zu den Menschen aufnehmen, die Sie lieben, um sich wieder ins Gedächtnis zu rufen, dass es diese Menschen tatsächlich gibt und dass Sie ihnen wirklich etwas bedeuten.

AKZEPTIEREN SIE, DASS SIE NICHT UNFEHLBAR SIND: Halten Sie sich vor Augen, dass Sie nur ein Mensch sind und ab und zu Fehler machen. Das ist eine einfache und doch äußerst hilfreiche Erkenntnis. Wenn wir uns vorgaukeln, perfekt zu sein, sind wir zwangsläufig enttäuscht, sobald wir einmal etwas tun, was nicht ganz so perfekt ist. Denken Sie daran, dass Sie immer wieder Fehler machen werden; und daran ist auch gar nichts Schlimmes, denn das gehört nun mal zum Leben dazu. Niemand ist perfekt!

FEIERN SIE DIE POSITIVEN DINGE DES LEBENS: Wenn Ihnen etwas Gutes widerfahren ist, halten Sie sich dieses positive Ereignis vor Augen und feiern Sie es. Es gibt so viele wunderbare Augenblicke im Leben! Wenn wir uns diese Momente nicht bewusst machen, werden wir irgendwann blind dafür. Hat Ihnen heute zum Beispiel jemand ein Kompliment wegen Ihres hübschen Kleides gemacht? Dann applaudieren Sie sich in Gedanken ruhig ein bisschen dafür! Auch scheinbar unbedeutende Dinge wie ein Kompliment oder ein strahlendes Lächeln von einem Menschen, der an Ihnen vorbeigeht, sind bedeutsam, und es lohnt sich, sich darüber zu freuen.

DISTANZIEREN SIE SICH BEWUSST VON IHREN GEDANKEN: Statt gegen einen negativen Gedanken anzukämpfen oder ihn ignorieren zu wollen in der Hoffnung, dass er dann verschwindet, sollten Sie ihn lieber beobachten, wie eine Laufschrift, bei der ständig neue Wörter auf dem Display erscheinen. Ihre Gedanken sind nichts Statisches: Sie kommen und gehen. Betrachten Sie sie nicht als Teil Ihrer selbst, sondern als etwas Außenstehendes.

DENKEN SIE DARAN, DASS ALLES VORBEIGEHT: Als Teenager wusste Sarah nicht, was ihre Mutter meinte, wenn sie sie mit den Worten tröstete: »Alles geht vorbei.« Doch inzwischen ist Sarah ein bisschen älter und hat begriffen: Auch wenn bestimmte Aspekte ihres Lebens ihr momentan vielleicht deprimierend oder erdrückend erscheinen, wird sich mit der Zeit doch wieder etwas daran ändern. Nichts bleibt so, wie es ist – und das ist auch gut so! Auch eine Depression dauert nicht ewig. Es ist wichtig, sich das vor Augen zu halten, wenn Sie wieder einmal in gedrückter Stimmung sind. Das ist nur ein vorübergehendes Gefühl; und wenn Sie weiter mit diesem Buch arbeiten, wird es Ihnen umso schneller wieder besser gehen.

HALTEN SIE SICH VOR AUGEN, DASS ES EINE LÖSUNG GIBT: Für jedes Problem, über das Sie sich Sorgen machen, gibt es eine Lösung, auch wenn Sie diese momentan vielleicht noch nicht sehen. Ihre negativen Gedanken wollen Ihnen einreden, dass alles hoffnungslos ist und Sie deshalb ebenso gut gleich aufgeben können; Sie finden sowieso keinen Ausweg aus dieser Situation. Doch diese Gedanken sind falsch. Sie *werden* eine Lösung finden, auch wenn es vielleicht eine Zeit lang dauert. Sich über das Problem Sorgen zu machen, bringt Sie der Lösung nicht näher. Was kann Ihnen dabei helfen, eine Lösung zu finden? Konzentrieren Sie sich auf die Tatsachen, ändern Sie Ihre negativen Gedanken, ergreifen Sie konstruktive Maßnahmen und tun Sie alles, was notwendig ist.

Übungen zur Stimmungsaufhellung, die Sie regelmäßig machen können

Zusätzlich zu den KVT-Strategien, die Sie bereits anwenden (beispielsweise Ihr Gedankentagebuch und die Hinterfragung kognitiver Verzerrungen), gibt es auch noch ein paar andere konkrete Aktivitäten, denen Sie sich regelmäßig widmen können, um Ihr positives Denken zu stärken und Ihre Stimmung zu heben. Dafür gibt es viele Möglichkeiten: von körperlicher Betätigung über die Beschäftigung mit einem künstlerischen Projekt bis hin zu Meditation oder Musikhören. Kreuzen Sie die Kästchen neben den unten beschriebenen Aktivitäten einfach an, wenn Sie das Gefühl haben, diese von nun an regelmäßig praktizieren zu wollen.

☐ KÖRPERLICHE AKTIVITÄT

Nach Erkenntnissen der Mayo-Klinik lassen sich die Symptome einer Depression deutlich bessern, wenn man sich an drei bis fünf Tagen pro Woche eine halbe Stunde lang sportlich betätigt. Denn dabei schüttet das Gehirn »Glückshormone« namens Endorphine aus, die Ihre Depression lindern können. Besprechen Sie Ihren Plan mit Ihrem Arzt und fangen Sie dann an, ein paarmal pro Woche 20 Minuten lang Ausdauertraining zu betreiben, um diese Wohlfühlbotenstoffe zum Fließen zu bringen. Flottes Gehen ist zum Beispiel ein guter Anfang. Wenn Sie regelmäßig Sport treiben, werden Sie bald feststellen, dass es Ihnen körperlich besser geht; und das wird auch Ihr psychisches und emotionales Wohlbefinden erhöhen.

☐ MEDITATION

In einer Untersuchung von Barbara Fredrickson, die als Professorin für Psychologie an der University of North Carolina in Chapel Hill tätig ist, stellte sich heraus, dass Menschen, die täglich meditierten, positiver dachten als andere. Und diese Menschen erlebten auch positive Langzeiteffekte ihrer Meditationspraxis, zum Beispiel verbesserte sich dadurch ihre Stimmung und sie konnten sich besser konzentrieren. Wenn Sie nicht wissen, wie man meditiert, gibt es viele Anleitungen dazu im Internet, in Buchhandlungen und vielleicht auch Kursangebote in Ihrer Stadt. Beschäftigen Sie sich einmal mit diesem Thema und überlegen Sie, ob es für Sie nicht sinnvoll sein könnte, mit dem Meditieren anzufangen.

ZEICHNEN SIE IHRE NEGATIVEN GEDANKEN!

Sie können Ihre Stimmung auch mit kreativen Methoden verbessern. Hier eine Übung, mit deren Hilfe Sie versuchen könnten, einen negativen Gedanken in ein weniger bedrückendes Denkmuster umzuwandeln. Schreiben Sie Ihren negativen Gedanken in die unten stehenden Leerzeilen und zeichnen Sie daneben ein Bild davon, wie dieser Gedanke aussehen könnte, wenn er ein Tier, Mensch oder Gegenstand wäre. Vielleicht nimmt dieser Gedanke in Ihrer Fantasie die Gestalt eines fünfköpfigen Ungeheuers an! Egal welche Vorstellung Ihnen dabei in den Sinn kommt – sie ist völlig berechtigt und Sie brauchen sich dafür nicht zu schämen.

Als Nächstes schreiben Sie unter diese Darstellung Ihres negativen Gedankens eine andere Idee: Verändern Sie Ihre negative Vorstellung so, wie Sie es gerne möchten, und zeichnen Sie daneben ein Bild davon, wie *dieser* Gedanke als Tier, Person oder Gegenstand aussehen könnte.

Zum Schluss vergleichen Sie Ihre beiden Zeichnungen miteinander. Inwiefern unterscheiden sie sich voneinander? Welche gefällt Ihnen besser? Es macht Spaß, Ihr Denken auf kreative Weise zu ändern!

☐ MUSIK HÖREN

Musik wirkt beruhigend auf Körper und Seele und wird schon seit Jahrtausenden zu therapeutischen Zwecken eingesetzt. Immer wenn Sarah deprimiert ist, hört sie Musik, die sie aufbaut, und dann geht es ihr gleich wieder ein bisschen besser. Wählen Sie Songs oder Musikstücke aus, von denen Sie wissen, dass sie Ihre Stimmung heben, und hören Sie sich diese Stücke häufig an.

☐ SICH MIT ETWAS KREATIVEM BESCHÄFTIGEN

Auch Kreativität kann eine heilende Wirkung haben. Es ist völlig egal, ob Sie zeichnen, schauspielern, schreiben oder töpfern – bringen Sie Ihre Kreativität so zum Ausdruck, wie Sie es gerne möchten! Man muss kein Künstler sein, um Spaß daran zu haben, etwas zu erschaffen. Schon der Prozess selbst macht Spaß; doch wenn Sie etwas Schönes geschaffen haben, werden Sie die Auswirkungen dieses kreativen Prozesses auch sehen und spüren: Sie werden sich dann entweder in dem Gefühl sonnen, etwas geleistet zu haben, oder Ihr Werk bewundern. Falls Sie sich von dieser Idee angesprochen fühlen, probieren Sie es doch einmal mit der Zeichenübung auf Seite 103!

☐ »SO TUN ALS OB«

Mit dieser Strategie arbeitet die KVT sehr häufig. Sie funktioniert nach dem Prinzip »Fake it till you make it« (»Täusche es so lange vor, bis du es kannst«): Tun Sie einfach so – auch wenn Ihnen nicht danach zumute ist. Haben Sie beispielsweise Angst davor, sich in ein Ihnen unbekanntes Umfeld zu begeben? Kein Mensch braucht zu wissen, wie nervös Sie das macht. Halten Sie Ihren Kopf hoch und schlendern Sie lässig in diese neue Situation hinein, als hätten Sie alles Selbstvertrauen der Welt.

Wenn Sie sich das zur Gewohnheit machen, brauchen Sie irgendwann gar nicht mehr »so zu tun als ob«. Das Gleiche gilt übrigens auch fürs positive Denken: Momentan fällt Ihnen das vielleicht noch sehr schwer, weil es Mühe macht, die langjährige Gewohnheit Ihrer negativen Denkmuster zu durchbrechen. Doch je länger Sie Ihre KVT-Strategien durchexerzieren, umso mehr wird Ihnen diese neue Denkweise zur zweiten Natur werden; und bald werden Sie routinemäßig etwas gegen solche Denkmuster tun, sobald Sie sich dabei ertappen.

Wie bleibt man im positiven Denkmodus?

In diesem Kapitel haben wir Ihnen mehrere Strategien und Übungen vorgestellt, die zu einer objektiveren Sichtweise beitragen. Haben Sie schon ein paar davon ausprobiert? Oder haben Sie das in Zukunft vor? Vielleicht sind Ihnen ja auch ein paar eigene Ideen dazu gekommen, auf die wir hier nicht eingegangen sind. Dieses Kapitel enthält viele Vorschläge, die Sie umsetzen können, also denken Sie darüber nach, was *Ihnen* helfen könnte, in einen positiven Denkmodus zu kommen oder darin zu bleiben. Schreiben Sie diese Strategien in die unten stehenden Leerzeilen. Denken Sie daran: Das ist Ihre ganz persönliche, einmalige Aufzählung von Bewältigungsstrategien. Jeder, der diese Übung macht, wird eine andere Liste erstellen, weil kein Mensch so ist wie der andere. Also: Was hilft Ihnen dabei, optimistisch zu bleiben? Welche Ideen und Anregungen dazu möchten Sie gerne ausprobieren?

____

____

____

____

____

____

Laut Erkenntnissen der Mayo-Klinik kann positives Denken zur Stresslinderung beitragen und Ihre Fähigkeit stärken, die Herausforderungen des Lebens zu bewältigen. Eine solche Denkweise bringt aber auch noch andere gesundheitliche Vorteile: zum Beispiel ein längeres Leben, selteneres Auftreten von Depressionen, ein stärkeres Immunsystem und weniger Herz-Kreislauf-Erkrankungen.

Zusammenfassung

In diesem Schritt ging es darum, negative Denkmuster zu überwinden. Deshalb haben wir Ihnen in diesem Kapitel ein paar Übungen vorgestellt, mit denen Sie diese Muster sowohl kurz- als auch langfristig durchbrechen können. Oft wird uns erst dann bewusst, wie verzerrt und negativ unsere Denkprozesse sind, wenn wir anfangen, darauf zu achten und sie in unsere Gedankentagebuch-Arbeitsblätter einzutragen. Nur so können Sie sie in gesündere, rationalere Gedanken umwandeln und aus einer negativen in eine objektive Perspektive überwechseln. Gerade deshalb ist die KVT ein so hervorragender Behandlungsansatz für Depressionen: weil sie das Leben der Menschen verbessert. Welche Erkenntnisse hat Ihnen dieses Kapitel gebracht? Schreiben Sie Ihre Gedanken dazu in die unten stehenden Leerzeilen:

Hausaufgabe

Füllen Sie in der nächsten Woche jedes Mal, wenn Sie sich bei einem negativen Gedanken ertappen, ein Gedankentagebuch-Arbeitsblatt aus. Versuchen Sie, das mehrmals am Tag zu tun, um Ihre negativen Gedanken auch wirklich konsequent ans Tageslicht zu fördern. Und nutzen Sie auch immer wieder Ihre persönliche Affirmation, um sich zu objektivem Denken zu ermahnen. Am Ende der Woche beschreiben Sie dann, welche Erfahrungen Sie damit gemacht haben. Ist Ihnen eine – wenn auch noch so leichte – Veränderung Ihrer Stimmung aufgefallen? Haben Sie festgestellt, dass Sie ganz besonders zu einer bestimmten kognitiven Verzerrung neigen? Schreiben Sie Ihre Gedanken dazu in die unten stehenden Leerzeilen:

Haben Sie zum Beispiel festgestellt, dass Sie oft katastrophisieren? Vielleicht haben Sie aber auch mit einer anderen kognitiven Verzerrung (oder vielleicht sogar mit mehreren) zu kämpfen. Denken Sie darüber nach, wo dieses verzerrte Denken herkommt. Wenn Sie zum Katastrophisieren neigen, könnten Sie beispielsweise an eine Situation aus Ihrer Kindheit oder Jugend zurückdenken, in der Sie glaubten, es würde etwas Schreckliches passieren. Ist dieses furchtbare Ereignis tatsächlich eingetreten? Und dann schreiben Sie auf, vor welcher »Katastrophe« Sie zurzeit Angst haben. Vergleichen Sie diese beiden Szenarien. Was haben sie miteinander gemeinsam?

Und zum Schluss schauen Sie sich noch einmal die Liste der Strategien auf den Seiten 100 und 101 an, die Ihnen dabei helfen können, im objektiven Denkmodus zu bleiben. Probieren Sie in dieser Woche eine dieser Techniken aus, um festzustellen, ob Ihre Sichtweise dadurch optimistischer wird. Welche Auswirkungen hat diese Strategie auf Ihr Denken gehabt?

SCHRITT 7

STRATEGIEN GEGEN »AUFSCHIEBERITIS«

Für einen depressiven Menschen kann sich schon die kleinste Aufgabe wie ein unüberwindliches Hindernis anfühlen. Daher kann »Aufschieberitis« für Sie zum echten Problem werden, wenn Sie in depressiver Stimmung sind. Manche Menschen verwechseln fehlende Motivation mit Faulheit; doch normalerweise steckt keine Faulheit dahinter, wenn jemand etwas auf die lange Bank schiebt, sondern das Problem besteht eher darin, dass er das Gefühl hat, irgendwie festgefahren zu sein. Vielleicht fällt es Ihnen schwer, eine Aufgabe anzupacken, wenn Sie niedergeschlagen sind und Ihnen Gedanken wie »Was hat das denn schon für einen Sinn?« im Kopf herumgehen. Aber wir versprechen Ihnen: Es *hat* einen Sinn! In diesem Kapitel möchten wir Ihnen zeigen, wie man über den Horizont negativer Denkmuster hinausschaut, die einem einreden wollen, Dinge zu verschieben, erst morgen oder am besten gar nicht zu erledigen. In Schritt 7 geht es darum, wie man an seine Aufgaben herangehen muss, um sie zu bewältigen. Sind Sie bereit? Dann nichts wie los!

Häufige Ursachen für Aufschieberitis – und was man dagegen tun kann

Nicht nur depressive Menschen schieben Dinge auf die lange Bank. Das passiert fast allen Leuten ab und zu einmal. Vielleicht verschieben wir eine Aufgabe, weil wir Angst davor haben, sie nicht zu bewältigen. Vielleicht bilden wir uns ein, unsere Sache »perfekt« machen zu müssen. Oder wir glauben, dass es »ewig« dauern wird, diese Arbeit fertigzustellen. Das sind ein paar häufige Gründe, etwas auf die lange Bank zu schieben. Doch lassen Sie uns herausfinden, warum *Sie persönlich* Dinge, die erledigt werden müssen, gern auf die lange Bank schieben. Es ist ja nicht so, dass Sie diese Aufgaben nicht erledigen *wollen*; vielleicht haben Sie einfach nur das Gefühl, es aus verschiedenen Gründen nicht zu *können*. Schauen wir uns an, wie Sie gegen diese häufigen Aufschieberitis-Ursachen ankämpfen, Ihre Aufgaben in Zukunft pünktlich erledigen und dabei gleichzeitig auch Ihre Depression bewältigen können.

MANGELNDES ORGANISATIONSTALENT

Manchen Menschen fällt es schwer, feste Abläufe für die Aufgaben zu entwickeln, die sie erledigen müssen, während andere ein angeborenes Organisationstalent haben. Machen Sie sich keine Vorwürfe, wenn Sie kein besonderes Talent für systematisches Vorgehen besitzen! Wir alle haben unsere Stärken und Schwächen. Wenn es Ihnen schwerfällt, bei einer Aufgabe zu bleiben oder ein festes Prozedere dafür zu entwickeln, fragen Sie einen Freund oder eine Freundin um Rat, der/die besser organisiert ist als Sie. Auch im Internet gibt es viele Informationen und Empfehlungen zum Thema Aufgabenmanagement.

Da es Sarah schwerfiel, ihre Aufgaben konsequent und systematisch zu erledigen, begab sie sich auf die Suche nach einer Strategie dafür und hat dabei das »So schaffst du deine Arbeit« Verfahren entwickelt, das wir Ihnen hier vorstellen möchten. Es beruht auf einer Zeitmanagement-Methode namens Pomodoro-Technik. Egal ob Sie im Büro oder von zu Hause aus arbeiten – Sie müssen sich dazu nur an folgende drei Schritte halten:

1. Stellen Sie eine Stoppuhr auf 20 Minuten und arbeiten Sie so lange an Ihrer Aufgabe, bis das Alarmsignal ertönt.
2. Als Nächstes stellen Sie Ihre Stoppuhr auf fünf Minuten und machen fünf Minuten Pause. Sie können in dieser Pause einen Blick auf die bereits erledigte Arbeit werfen oder aufstehen, einen Spaziergang machen, meditieren – was auch immer beruhigend auf Sie wirkt.

3. Anschließend wiederholen Sie die Schritte 1 und 2 noch dreimal, sodass Sie insgesamt vier 20-minütige Arbeitsphasen und vier fünfminütige Pausen gehabt haben.

Dieses Verfahren dauert noch nicht einmal zwei Stunden, kostet also nicht viel Zeit; aber wir garantieren Ihnen, dass Sie nach Ablauf dieser 100 Minuten mit Ihrer Aufgabe erheblich vorangekommen sein werden.

Wählen Sie nun einmal eine Aufgabe aus, die Sie bisher auf die lange Bank geschoben haben, und versuchen Sie, in den nächsten zwei Stunden damit vorwärtszukommen. Anschließend kehren Sie wieder zu diesem Arbeitsbuch zurück. Welche positiven Auswirkungen hat die »So schaffst du deine Arbeit«-Strategie für Sie gehabt? Auf welche Probleme sind Sie dabei gestoßen? Was haben Sie während der Pausen getan? Inwiefern hat diese Methode Ihnen gegen Ihre Aufschieberitis geholfen?

Wenn man am Computer arbeitet, ist es oft sehr verlockend, sich von seiner Tätigkeit ablenken zu lassen und in den sozialen Medien zu surfen. Sarah weiß, dass sie manchmal gegen den Drang ankämpfen muss, ihren Newsfeed zu checken. Um an Ihrer Aufgabe dranzubleiben, empfehlen wir Ihnen, während der Arbeit am Computer keine sozialen Medien geöffnet zu haben. Oder noch besser: Mithilfe einer kostenlosen Zeitmanagement-Software (beispielsweise freedom.to) können Sie den Zugang zu solchen Webseiten vorübergehend sperren. Planen Sie eine feste Zeitspanne für die Beschäftigung mit sozialen Medien ein.

AUFGABEN, DIE KEINEN SPASS MACHEN

Vielleicht gibt es ein paar Aufgaben auf Ihrer To-do-Liste, zu denen Sie nun wirklich überhaupt keine Lust haben. Dazu gehören vielleicht die Zusammenstellung der Belege für Ihre Steuererklärung, Putzen, Gartenarbeit und so weiter. Einer der Gründe, warum Ihnen diese Aufgaben so unangenehm sind, besteht darin, dass Sie sie als erdrückend empfinden. Versuchen Sie, Arbeiten, die Sie nicht mögen, in kleinere Schritte zu unterteilen!

Schließlich müssen Sie nicht alles auf einmal erledigen. Wenn ein Teller voll Essen vor Ihnen steht, schaufeln Sie ja schließlich auch nicht alles auf einmal in sich hinein! Das wäre nicht nur sehr unangenehm, sondern Ihnen würde bestimmt auch schlecht davon werden. Stattdessen stecken Sie einen Bissen nach dem anderen in den Mund: zuerst ein Stückchen Lachs, dann ein Brokkoliröschen und dann einen Löffel Reis. (Ja, wir ernähren uns sehr gesund!) Das wollen wir nun einmal üben.

Wählen Sie eine Aufgabe aus, die Ihnen erdrückend erscheint, und unterteilen Sie diese in ungefähr zehn kleinere Schritte. Angenommen, es steht wieder mal ein Hausputz an, den Sie schon seit Wochen vor sich herschieben. Eine solche Aufgabe können Sie in kleinere Schritte wie beispielsweise »Alle Zimmer saugen/ausfegen«, »In allen Zimmern Staub wischen« und so weiter unterteilen. Oder Sie putzen ein Zimmer nach dem anderen – zum Beispiel zuerst das Wohnzimmer und dann die Küche. Sie können diese Aufgaben sogar in noch kleinere Etappen unterteilen. Im Wohnzimmer könnte ein Arbeitsschritt beispielsweise darin bestehen, den Couchtisch aufzuräumen. Als kleine Etappe Ihrer Arbeit in der Küche könnten Sie sich vornehmen, die Herdplatten zu putzen. Sobald Sie die einzelnen Schritte der von Ihnen ausgewählten Aufgabe hier aufgelistet haben, versuchen Sie, zumindest die ersten beiden Punkte von Ihrer Liste abzuhaken. Vielleicht sind Sie bis dahin so in Schwung gekommen, dass Sie gleich auch noch den Rest erledigen.

AUFGABEN, DIE »EWIG« DAUERN

Oft schieben wir Aufgaben einfach nur deshalb auf die lange Bank, weil wir glauben, sie würden »ewig« dauern. Sicherlich ist es manchmal schwierig, Licht am Ende eines Aufgabentunnels zu sehen. Doch wenn Sie mit Sarahs »So schaffst du deine Arbeit«-Methode arbeiten und unerwünschte Aufgaben in kleinere Etappen unterteilen, werden Sie bald erkennen, dass man alle Arbeiten innerhalb eines angemessenen Zeitrahmens erledigen kann. Trotzdem wird das verzerrte Denkmuster, dass eine Arbeit »ewig« dauert, wahrscheinlich trotzdem noch ab und zu in Ihnen aufsteigen. Doch in Wirklichkeit gibt es nichts, was ein Leben lang dauert – außer das Leben selbst!

Versuchen Sie abzuschätzen, wie lange Sie für die oben aufgelisteten Einzelschritte Ihrer Aufgabe brauchen werden, oder wählen Sie eine neue Aufgabe und unterteilen Sie diese ebenfalls in kleinere Etappen. Wenn Sie die nötige Zeitdauer für eine Aufgabe realistisch einschätzen, wird Ihnen klar, dass sie keineswegs »ewig« dauert. Sie können jedes langfristige Ziel früher oder später erreichen, wenn Sie es in eine Reihe konkreter Schritte unterteilen. Notieren Sie hier, wie lange Sie für Ihre Aufgabe brauchen werden:

____

____

____

____

____

____

ANGSTGEFÜHLE

Wenn wir Angst davor haben, eine bevorstehende Aufgabe nicht gut bewältigen zu können, versuchen wir normalerweise, ihr aus dem Weg zu gehen. Natürlich haben Sie inzwischen KVT-Strategien kennengelernt, die es Ihnen erleichtern, Ihre Aufgaben *trotzdem* zu erledigen; doch nicht nur depressive Menschen, sondern auch viele andere Leute neigen dazu, Aufgaben zu vermeiden, die Ängste in ihnen wecken. Hier ein Beispiel, das Ihnen vielleicht bekannt vorkommt: Wenn der Wecker schellt, bleiben Sie im Bett liegen, weil Sie Angst davor haben, was Sie an diesem Tag alles erledigen müssen; Sie fürchten, Ihre Sache nicht perfekt oder auch nur halbwegs richtig zu machen – oder noch schlimmer: Vielleicht versagen Sie dabei sogar völlig.

Wenn die Vorstellung, keine perfekte Leistung abzuliefern oder etwas zu vermasseln, so große Ängste in Ihnen weckt, dass Sie die Aufgabe am liebsten für immer und ewig vor sich herschieben möchten, sagen Sie sich stattdessen lieber, dass Sie Ihr Bestes tun werden. Oft lässt die Angst nach, sobald man den ersten Schritt getan hat. Wenn Sie sich dazu aufraffen können, aktiv zu werden, werden Sie schon sehen, was mit Ihrer Angst passiert: Normalerweise legt sie sich, sobald Sie Ihre Aufgabe anpacken. Sie können sich auch hierzu eine Devise überlegen, die Sie daran erinnert, dass Sie Ihr Bestes tun. Das kann eine ganz einfache Affirmation sein, zum Beispiel: »Ich tue das Beste, wozu ich momentan in der Lage bin.« Sarahs Freundin Maggie May Ethridge hat ihr eine ganz hervorragende Devise zu diesem Problem empfohlen: »Ich konzentriere mich nicht darauf, wie ich mich fühle, sondern darauf, was ich tue.« Lassen Sie sich das von Maggie May gesagt sein und richten Sie Ihr Augenmerk darauf, was Sie gerade tun! Das ist das Einzige, worauf es ankommt – auch wenn Ihre jetzige Tätigkeit etwas ganz Einfaches ist: nämlich die Beine über die Bettkante zu schwingen, aufzustehen und dem Tag ins Auge zu sehen.

Welche Aufgaben jagen Ihnen hin und wieder Angst ein? Mithilfe welcher Affirmation könnten Sie es schaffen, sich nicht auf das Endergebnis, sondern auf das Hier und Jetzt zu konzentrieren, um Ihre Aufgabe zu Ende zu führen?

MANGELNDER GLAUBE AN SICH SELBST

Man verfällt leicht in Selbstzweifel, wenn man in depressiver Stimmung ist. Wenn Sie glauben, etwas unmöglich schaffen zu können, oder zumindest an Ihrer Fähigkeit dazu zweifeln, werden Sie viel eher versucht sein, diese Aufgabe auf die lange Bank zu schieben. Es ist gar nichts Schlimmes daran, an Ihren Fähigkeiten zu zweifeln. Es kommt nur darauf um, wie man mit diesem Gefühl umgeht.

Hier ist eine wunderbare Methode, mit solchen »Ich schaffe das nicht«-Gedanken fertigzuwerden: Denken Sie einmal an eine Situation zurück, in der Sie Angst hatten, etwas nicht zu können, es aber trotzdem getan haben. Hier ein Beispiel aus Sarahs Leben: Als sie aufs College gehen sollte, glaubte sie zunächst nicht, dort ganz allein mit ihren chronischen Ängsten fertigwerden zu können; sie hatte panische Angst davor, aus ihrem Elternhaus auszuziehen. Ihr erster Gedanke bestand darin, den Studienbeginn hinauszuzögern. Warum sollte sie sich zwischen Schulabschluss und Studium nicht ein Jahr freinehmen? Das schien ihr eine gute Idee zu sein. Doch sie wusste, dass sie ihrem Ziel eines Bachelorabschlusses damit nicht näherkommen würde, also überwand sie sich trotz ihrer Ängste dazu, sofort aufs College zu gehen. Wenn Sarah heute wieder einmal das Gefühl hat, etwas nicht schaffen zu können, denkt sie an ihre damalige schwere Entscheidung zurück, mit der sie ihre Selbstzweifel besiegte. Sarah hat einfach an sich geglaubt. Das können Sie auch!

Denken Sie nun an eine Situation zurück, in der Sie glaubten, etwas nicht zu schaffen, es aber trotz dieser Selbstzweifel getan haben. Wir alle haben schon einmal solche Situationen erlebt; und egal, ob es dabei um etwas Kleines oder Großes gegangen ist: Sie sind wichtig. Wenn Sie deprimiert sind und mit kognitiven Verzerrungen zu kämpfen haben, sodass Sie nicht mehr objektiv beurteilen können, was Sie in Ihrem Leben schon alles erreicht haben, bitten Sie eine außenstehende Person, Ihnen ihre Meinung dazu zu sagen. Es braucht Ihnen nicht peinlich zu sein, um Hilfe zu bitten, wenn es Ihnen schwerfällt, Ihre eigenen Leistungen zu erkennen. Beschreiben Sie in den unten stehenden Leerzeilen eine Situation, in der es Ihnen gelungen ist, Ihr Gefühl der Unsicherheit zu überwinden und eine anstehende Aufgabe zu bewältigen:

Belohnen Sie sich für die Bewältigung einer Aufgabe

Eis gehört zu Sarahs Lieblingsdesserts. Auch ihre Kinder essen für ihr Leben gern Eis und hätten es am liebsten schon zum Frühstück, doch Sarah erinnert sie immer wieder daran, dass es diesen ganz besonderen Leckerbissen erst am Ende des Tages gibt. In ihrem Haushalt ist Eis eine Belohnung dafür, ein gesundes Abendessen zu sich genommen zu haben.

Auch beim Aufgabenmanagement kann man mit Belohnungen arbeiten. Wenn Sie alle geplanten Einzelschritte erledigt und Ihre Aufgabe zum Abschluss gebracht haben, sollten Sie einen Weg finden, sich dafür zu belohnen. Denn aus der Lehre des Behaviorismus (erinnern Sie sich noch daran, wie dem Pawlow'schen Hund das Wasser im Mund zusammenlief?) wissen wir, dass Verhaltensweisen, auf die etwas Positives folgt, dadurch verstärkt werden. Hier ein paar Anregungen für Belohnungen, die Sie sich gönnen könnten:

- mit einer Freundin ausgehen,
- einen Milkshake trinken,
- ein Videospiel spielen,
- sich einen Podcast anhören,
- sich eine Fernsehshow ansehen,
- sich etwas zum Essen bestellen, statt zu kochen,
- stillvergnügt vor sich hin tanzen,
- in den sozialen Medien surfen,
- sich mit einem Hobby beschäftigen,
- ein Buch oder eine Zeitschrift lesen,
- ein Schaumbad nehmen,

Es gibt unendlich viele Möglichkeiten, sich etwas Gutes zu tun, wenn Sie etwas geschafft haben. Was macht Ihnen Freude? Belohnen Sie sich damit, sobald Ihre Aufgabe erledigt ist. Sie haben es verdient! Tragen Sie in die unten stehenden Leerzeilen ein paar Belohnungen ein, die Sie sich gönnen könnten, wenn Sie ein Ziel erreicht haben:

____

____

____

____

Hinterfragen Sie Ihren Perfektionismus!

Wie bereits erwähnt: Oft steckt hinter Aufschieberitis die Angst, die bevorstehende Aufgabe nicht »perfekt« erledigen zu können. Doch in Wirklichkeit hält Ihr Perfektionismus Sie davon ab, diese Aufgabe überhaupt erst anzugehen. Wenn Sie alles perfekt machen wollen, werden Sie sich wahrscheinlich endlos den Kopf über Ihre Aufgabe zerbrechen. Dem Perfektionismus liegt eine kognitive Verzerrung namens »Schwarz-Weiß-Denken« zugrunde. (Falls Sie eine kleine Gedächtnisstütze dazu brauchen, schlagen Sie auf Seite 30 nach.) Dieser negative Gedanke redet Ihnen ein, dass Sie Ihre Aufgabe entweder perfekt erledigen oder dabei völlig versagen werden. Und da Versagensangst ein schwerwiegendes Hindernis ist, müssen Sie Ihr Ziel, etwas »perfekt« oder »richtig« zu machen, durch ein realistischeres Konzept ersetzen. Fragen Sie sich, ob Sie bei dieser Aufgabe Ihr Bestes tun werden. Wenn die Antwort Ja lautet (und das wird sie sicherlich), können Sie die Sache ruhig angehen.

»Habe keine Angst vor Perfektion – du wirst sie ohnehin nie erreichen.«

– Salvador Dalí

Angenommen, Sie wollen Ihre Garage aufräumen, empfinden diese Aufgabe jedoch als zu gigantisch. Überall stehen alte Kisten herum, die Regale sind gerammelt voll, der Boden ist schmutzig und so weiter. Mit anderen Worten: Es ist halt eine Garage. Aber Sie haben nun mal die Vision einer makellos sauberen Garage vor Augen, in der alles genau da steht, wo es hingehört. Und Sie haben keine Lust, die Garage aufzuräumen, weil Sie wissen, dass Sie es als Niederlage empfinden werden, wenn sie hinterher nicht hundertprozentig perfekt aussieht. Wie wäre es, wenn Sie sich stattdessen einfach nur vornehmen, die übereinandergestapelten Kisten auszumisten? Am einen Wochenende kümmern Sie sich um die Kisten, am nächsten um die Regale und so weiter – so lange, bis Ihre Garage so sauber ist, wie eine Garage nur sein kann. Aber seien Sie sich darüber im Klaren, dass sie niemals völlig fleckenlos rein sein wird! Bleiben Sie locker. Schließlich beobachtet Sie niemand beim Aufräumen Ihrer Garage oder macht sich Notizen darüber, wie sauber sie ist.

Haben Sie unrealistische Vorstellungen davon, wie etwas sein sollte? Schieben Sie das Wäschewaschen jedes Mal vor sich her, weil es ja doch immer wieder neue schmutzige Wäsche geben wird und Sie daher sowieso nie einen ganz leeren Wäschekorb haben werden? Das ist natürlich ein ziemlich banales Beispiel; aber versuchen Sie einmal, diese Argumentation auf Ihre Aufschieberitis anzuwenden! Notieren Sie sich in den folgenden Leerzeilen ein paar Aufgaben, vor denen Sie zurückschrecken, weil Sie sie gern hundertprozentig perfekt machen möchten; und dann schreiben Sie daneben, wie Sie Ihre Sichtweise ändern und sich von dieser perfektionistischen Vorstellung befreien könnten:

FEHLER SIND ENTWICKLUNGSCHANCEN

Sie *können* sich abgewöhnen, Aufgaben auf die lange Bank zu schieben, wenn Sie akzeptieren, dass Sie nicht unfehlbar sind und daher zwangsläufig Fehler machen werden. Vielleicht sitzen Sie in Ihrem Büro und schreiben einen Bericht, vergessen aber, das Dokument zu speichern, sodass Ihnen ein Absatz verloren geht, auf den Sie besonders stolz waren. Das ist nicht das Ende der Welt, sondern eine Chance, kreativ zu werden und stattdessen etwas noch Besseres zu schreiben. Natürlich würden Sie in so einer Situation am liebsten Ihren Computer anschreien oder mit den Fäusten auf ein Kissen einschlagen; und daran ist auch gar nichts Schlimmes. Wir alle sind hin und wieder frustriert; also ist es völlig normal und akzeptabel, sich nach so einem Fehlschlag erst wieder beruhigen zu müssen. Und wenn Sie vor lauter Frustration tatsächlich ab und zu mal auf ein Kissen einprügeln müssen, ist auch das kein Beinbruch. Es tut schließlich niemandem weh. Das Gleiche gilt für das Anschreien Ihres Computers – schließlich haben Rechner keine Gefühle. (Zumindest *noch* nicht!) Sie sollten sich nur an die goldene Regel halten, keinen Schaden zuzufügen – weder sich noch anderen Menschen noch irgendjemandes Eigentum. Außerdem werden Sie sich höchstwahrscheinlich innerlich gestärkt fühlen, wenn Sie irgendetwas tun, um nach dem erlittenen Rückschlag wieder weiterzukommen. Vielleicht dauert es ein paar Minuten, bis Sie wieder an die Arbeit gehen können; also nehmen Sie sich die Zeit, die Sie brauchen, um sich zu beruhigen.

Fehler sind Lektionen und Chancen, uns weiterzuentwickeln. Perfektionismus hängt häufig mit Versagensängsten zusammen; aber Sie können schließlich nichts anderes tun, als weiter an Ihrer Aufgabe zu arbeiten und sich zu bemühen, damit vorwärtszukommen. Sie brauchen sich von Ihren Versagensängsten nicht lähmen zu lassen. Fehler gehören nun mal zum Leben dazu; es kommt nur darauf an, wie man darauf reagiert, wenn man einmal Mist gebaut hat. Sie können deshalb ein so schlechtes Gewissen bekommen, dass Sie aufhören, an Ihrer Aufgabe weiterzuarbeiten, oder daran denken, dass jeder Mensch Fehler macht, und sich die Panne verzeihen. Wenn Sie Alternative zwei wählen, wird Ihnen garantiert wohler zumute sein.

Denken Sie nun mal über einen Fehler nach, der Ihnen unterlaufen ist, und überlegen Sie, wie Sie diesen Schnitzer bewältigt und deshalb nicht gleich den Mut verloren, sondern einfach weitergemacht haben. Beschreiben Sie diese Situation in den unten stehenden Leerzeilen. Der Gedanke, dass Sie einen Fehler überstanden haben, wird Sie ermutigen!

WARUM PERFEKTIONISMUS NICHTS BRINGT

Manche Menschen halten es vielleicht für völlig richtig, nach Vollkommenheit zu streben. Doch wenn das perfekte Ergebnis bereits in Sicht ist und dann doch noch etwas schiefgeht, kann das ausgesprochen demoralisierend sein und die Symptome einer Depression verschlimmern. Falls Sie noch mehr Argumente dafür brauchen, sich von Ihren perfektionistischen Vorstellungen zu verabschieden und sich stattdessen lieber einfach der Aufgabe zu widmen, die auf Ihrer To-do-Liste steht – hier sind sie:

- **PERFEKTIONISMUS VERLEITET SIE ZU GLAUBEN, NICHT »GUT GENUG« ZU SEIN.** Dieser Glaube ist eine Illusion. Schließlich sind Sie niemandem Rechenschaft schuldig – außer sich selbst. Wenn Sie wieder mal das Gefühl überkommt, dass alles perfekt sein muss, sagen Sie sich einfach, dass Sie tun, was Sie können. Kämpfen Sie gegen die Vorstellung an, »perfekt« sein zu müssen, indem Sie sich vor Augen halten, dass Sie sich Mühe geben. Das ist das Einzige, worauf es ankommt.

- **PERFEKTIONISMUS VERURSACHT STRESS.** Diese Einstellung kann starke Ängste und depressive Gefühle in uns auslösen und zu einer Vermeidungshaltung führen. Denken Sie daran: Dieses Arbeitsbuch soll Sie daran erinnern, dass Sie Ihre Depression überwinden können. Einer der Wege dazu besteht darin, sich durch Ihren Perfektionismus nicht von den Dingen abhalten zu lassen, die getan werden müssen.

- **PERFEKTIONISMUS KANN DIE QUALITÄT IHRER ARBEIT BEEINTRÄCHTIGEN.** Denn mit dieser Einstellung werden Sie zwangsläufig mehr Aufgaben auf die lange Bank schieben, weil Sie nichts »falsch« machen wollen. Vielleicht erledigen Sie aufgrund dieser Angst vieles erst in letzter Minute und setzen sich dadurch unnötig unter Druck.

- **PERFEKTIONISMUS KANN DAZU FÜHREN, DASS SIE SICH STÄRKER AUF DIE NEGATIVEN ALS AUF DIE POSITIVEN SEITEN IHRES TUNS KONZENTRIEREN.** In Wirklichkeit sind die Aufgaben, die Sie erledigen, etwas Produktives. Perfektionismus lässt Sie jedoch die guten Dinge vergessen, die Sie für sich selbst tun. Wenn Sie wieder einmal in den perfektionistischen Denkmodus hineingeraten, sollten Sie an die positiven Dinge denken, die Sie bewirken.

- **DURCH PERFEKTIONISMUS KÖNNEN IHNEN FASZINIERENDE CHANCEN ENTGEHEN.** Wenn Sie offen für die Erreichung eines Ziels sind, sehen Sie mehr Möglichkeiten, auf dieses Ziel hinzuarbeiten. Also verabschieden Sie sich von Ihrem Perfektionismus und achten Sie auf die kreativen Lösungsmöglichkeiten, die vor Ihnen liegen und die Sie sonst nicht erkannt hätten!

Zusammenfassung

In diesem Kapitel haben wir uns die »Aufschieberitis« vorgenommen, ihre negativen Auswirkungen beleuchtet und einige ihrer häufigsten Ursachen dargelegt. Außerdem haben Sie erfahren, wie man diese Ursachen bekämpft und Lösungen findet. Wir haben Ihnen auch erklärt, wie man eine große Aufgabe in kleinere Schritte unterteilt, damit sie einem nicht mehr so überwältigend vorkommt. Sie haben Sarahs »So schaffst du deine Arbeit«-Methode kennengelernt, mit deren Hilfe Sie Aufgaben in kleinen Etappen erledigen können, und hoffentlich auch schon begonnen, diese Strategie für sich zu nutzen. Außerdem haben Sie mit unserer Hilfe ein paar Möglichkeiten gefunden, wie Sie sich belohnen können, wenn Sie eine Aufgabe erfolgreich zu Ende gebracht haben. Und da Perfektionismus beim Problem der Aufschieberitis eine so wichtige Rolle spielt, sind wir auch ausführlich darauf eingegangen, warum diese Einstellung Sie nicht von der Erledigung Ihrer Aufgaben abzuhalten braucht. Jetzt haben Sie die richtigen Strategien in der Hand, um gegen Ihre Aufschieberitis anzukämpfen, egal wo sie herkommt! Welche Erkenntnisse hat Ihnen dieses Kapitel gebracht? Schreiben Sie sie in die unten stehenden Leerzeilen:

Hausaufgabe

Achten Sie in dieser Woche einmal genau darauf, wann Sie in Versuchung geraten, etwas auf die lange Bank zu schieben. Immer wenn Sie sich dabei ertappen, schreiben Sie die betreffende Aufgabe bitte in die unten stehenden Leerzeilen und unterteilen Sie sie dann in eine Reihe von Einzelschritten, wie Sie es in diesem Kapitel gelernt haben. Versuchen Sie einzuschätzen, wie lange jeder dieser Schritte dauern wird, und schreiben Sie es daneben.

Dann erledigen Sie den ersten Punkt auf Ihrer Liste mithilfe der »So schaffst du deine Arbeit«-Methode. Wenn Sie merken, dass Sie sich in die Vorstellung verrennen, alles perfekt machen zu müssen, überlegen Sie, wie Sie Ihre Aufgabe mit anderen Augen betrachten könnten, und machen Sie dann einfach weiter. Wenn Sie alle Schritte erledigt haben (egal wie lange das dauert), belohnen Sie sich mit einem ganz besonderen Vergnügen.

SCHRITT 8

WERDEN SIE AKTIV UND BIETEN SIE IHREN ÄNGSTEN DIE STIRN

Im vorigen Kapitel ging es darum, etwas gegen Ihre »Aufschieberitis« zu tun. Nun wollen wir uns mit Methoden beschäftigen, mit deren Hilfe Sie Ihre Verhaltensmuster – also das V in dem Wörtchen KVT – ändern können. Die wichtigste Botschaft dieses Kapitels lautet, dass Ihr Verhalten sich genauso stark auf Ihre Stimmung auswirken kann wie Ihre Gedanken. Diese Tatsache macht sich die Verhaltensaktivierung (VA) zunutze: Sie zeigt Ihnen zunächst, wie Ihr Verhalten Ihre Stimmung beeinflusst. Als Nächstes sollen Sie Verhaltensweisen, von denen Sie wissen, dass sie Ihre Stimmung heben, immer häufiger praktizieren. Mit anderen Worten: Bei diesem Aspekt der KVT lernen Sie, Ihr Verhalten zu ändern, was wiederum Ihre Stimmung hebt.

V steht für Verhalten

»Das Schwierigste ist die Entscheidung zu handeln; der Rest ist nur Hartnäckigkeit. Ängste sind nichts als Papiertiger. Sie können alles tun, wozu Sie sich entscheiden. Sie können handeln, um Ihr Leben zu verändern und unter Kontrolle zu bringen; und dieses Vorgehen, dieser Prozess trägt seinen Lohn in sich selbst.«

– Amelia Earhart

Nach der Theorie der KVT lässt sich unsere gesamte Erfahrungswelt in Form eines Dreiecks darstellen, an dessen Ecken Gedanken, Gefühle und Handlungen stehen. Die Ecken des Dreiecks sind durch Pfeile miteinander verbunden, die in beide Richtungen zeigen. Das bedeutet, dass jede Ecke die beiden anderen beeinflussen kann. Mit anderen Worten: Unser *Denken* beeinflusst unsere *Gefühle* und unser *Handeln*; doch unsere *Handlungen* beeinflussen auch unser *Denken* und *Fühlen*; und unsere *Gefühle* wirken sich wiederum auf unser *Denken* und *Handeln* aus. Alle drei Faktoren sind gleichermaßen wichtig und beeinflussen sich gegenseitig. Und da sie alle miteinander zusammenhängen, *verändern sich die beiden anderen Komponenten automatisch mit, wenn Sie etwas an einem dieser Faktoren ändern.* Wenn Ihnen Ihre Gefühle also nicht gefallen, haben Sie zwei Möglichkeiten: (1) etwas an Ihrem Denken oder (2) etwas an Ihrem Handeln zu ändern. Zum Verhaltensaspekt dieses Dreiecks (also zum Handeln) wurden schon viele wissenschaftliche Untersuchungen durchgeführt, und die Ergebnisse sind genauso gut, wie wenn man etwas am kognitiven Teil des Dreiecks (also dem Denken) verändert. Die Grundidee der Verhaltensaktivierung besagt: Wenn Menschen in depressiver Stimmung sind, fahren sie die Aktivitäten, mit denen sie sich normalerweise beschäftigen würden, zurück. Das schränkt sie auch in ihrem Zugang zu Tätigkeiten ein, die normalerweise ihre Stimmung heben. Trägheit ist eine der Hauptursa-

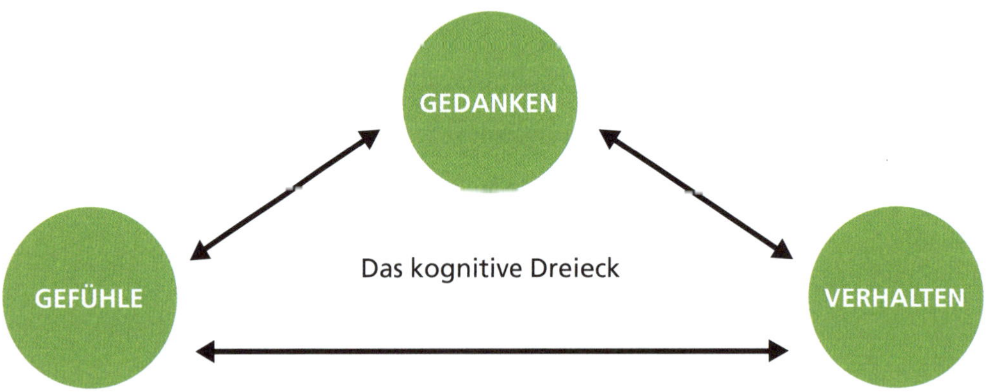

Das kognitive Dreieck

chen, die eine Depression aufrechterhalten. Die Verhaltensaktivierung kämpft gegen diese Trägheit an: Sie arbeitet »von außen nach innen«, um Ihre Motivation zu erhöhen, und spornt Sie zur Planung von Aktivitäten an, die Ihren Zugang zu diesen »Stimmungsaufhellern« schrittweise verbessern. Hier eine wichtige Frage für Patienten mit Depressionen: Wie groß ist Ihr Zugang zu Belohnungen, wenn Sie sich von allem abkapseln? Die Antwort lautet: wahrscheinlich nicht besonders groß. Isolierte Menschen haben weniger Gelegenheit, sich mit Dingen zu beschäftigen, die ihre Stimmung heben und ihr Selbstbild verbessern.

Arbeiten Sie mit Verstärkern

Also sollten Sie sich in ein Umfeld begeben, das Ihnen Zugang zu Belohnungen – sogenannten Verstärkern – bietet.

Belohnungen geben uns ein gutes Gefühl und steigern unsere Motivation. Wenn wir wissen, dass unser Verhalten zu einer Belohnung führen könnte, werden wir eher aktiv. Daher steht die Idee, Aktivitäten zu planen, die als bereichernd empfunden werden, im Mittelpunkt der Verhaltensaktivierung. Wenn Sie sich Schritt für Schritt immer mehr Aktivitäten widmen, die Sie als positiv empfinden, fühlen Sie sich hinterher wohler und haben mehr Motivation. Hier zwei ganz einfache Beispiele: Das erste Szenario macht Sie glücklicher, während das zweite Sie noch tiefer in Ihrer Depression versinken lässt.

Beispiel Nummer eins: Sie haben einen Hund, mit dem Sie normalerweise gerne spazieren gehen; doch heute sind Sie in depressiver Stimmung. Sie haben nun zwei Möglichkeiten: (1) trotzdem einen Spaziergang mit dem Hund zu machen oder (2) länger im Bett liegen zu bleiben. Trotz Ihrer gedrückten Stimmung beschließen Sie, mit dem Hund rauszugehen. Dort treffen Sie auf einen anderen Hundehalter, der ebenfalls seinen vierbeinigen Freund ausführt, und merken, wie Ihre Stimmung sich dadurch hebt. Sie sind jetzt glücklicher als vorher.

Beispiel Nummer zwei: Sie haben einen Hund, mit dem Sie normalerweise gerne spazieren gehen; doch heute sind Sie niedergeschlagen und beschließen daher, länger zu schlafen. Da Sie heute Morgen nicht mit Ihrem Hund Gassi waren, ist ihm ein kleines Malheur auf dem Teppich passiert. Sie machen sich wegen dieses Missgeschicks Ihres Hundes Vorwürfe und sind noch deprimierter als vorher.

Gibt es auch bei Ihnen ein typisches Verhaltensmuster, das Sie noch depressiver macht, als Sie ohnehin schon sind? Wenn Sie gerade in gedrückter Stimmung sind, fällt es Ihnen vielleicht schwer, etwas an diesem Verhalten zu ändern. Bitte beschreiben Sie dieses Verhaltensmuster, das Sie Ihrer Meinung nach noch mehr deprimiert, in den folgenden Leerzeilen auf der nächsten Seite.

KAIZEN

Kaizen ist japanisch und bedeutet so viel wie »kontinuierliche Verbesserung«. Dieses Konzept lässt sich gut mit der Idee der Verhaltensaktivierung verbinden, denn dabei geht es darum, sich zunächst auf kleine Schritte zu konzentrieren und diese dann allmählich immer mehr zu vergrößern. Angenommen, Simon geht in seiner knapp bemessenen Freizeit gerne joggen; doch manchmal kommen ihm automatische Gedanken, die ihn davon abhalten, den ersten Schritt aus der Tür hinaus zu tun. Wie geht er damit um? Er sagt sich einfach: »Ich brauche ja nur meine Laufsachen anzuziehen und hinauszugehen. Wenn ich dann keine Lust zum Laufen habe, gehe ich einfach wieder rein.« Bisher hat er noch nie beschlossen, wieder umzukehren, nachdem er seine Sportkleidung angezogen hatte und zum Joggen aus dem Haus gegangen war. Warum? Weil er zunächst einmal einen kleinen Schritt getan hat, der ihm einen Motivationsschub gegeben hat. Das führte dann zum nächsten Schritt und schließlich zu einer großen Joggingrunde, nach der er sich am Ende sowohl körperlich als auch emotional wohler fühlte.

AKTIVIEREN SIE IHR VERHALTEN – VERÄNDERN SIE IHR DENKEN

Wenn Sie Ihr Verhalten ändern, verändert sich dadurch automatisch auch Ihr Denken. Daher besteht ein weiteres Ziel der Verhaltensaktivierung darin, etwas an Ihrem Handeln zu ändern, um neue Chancen für eine andere Denkweise zu schaffen. Das lässt sich sehr gut an folgendem Beispiel veranschaulichen:

Sarah wacht morgens auf und denkt sofort: »Heute wird ein schrecklicher Tag.« Wenn sie so denkt (egal ob es stimmt oder nicht), sinkt ihre Motivation dadurch natürlich zwangsläufig in den Keller, und ihre Stimmung ebenso. Vielleicht beschließt sie dann, sich auf die andere Seite zu drehen und einfach weiterzuschlafen. Doch dadurch entgeht ihr die Chance, auf Verstärker oder Belohnungen zu treffen. Angenommen, sie bleibt tatsächlich im Bett und gibt ihrem Gefühl der Niedergeschlagenheit nach. Wenn sie das tut, wird sich an ihrer depressiven Stimmung wahrscheinlich nichts ändern.

Gegen Abend hört Sarah das Telefon klingeln. Vielleicht beschließt sie, das Klingeln zu ignorieren, weil ihr der automatische Gedanke in den Kopf kommt: »Es liegt ja sowieso niemandem etwas an mir; warum soll ich dann ans Telefon gehen?« Auf diese Weise versäumt sie eine weitere Chance, mit Verstärkern oder Belohnungen in Berührung zu kommen. Wie wird Sarah sich Ihrer Meinung nach wohl am Ende dieses Tages fühlen? Wahrscheinlich noch schlimmer als vorher!

Was könnte Sarah stattdessen tun, wenn ihr der Gedanke »Heute wird ein schrecklicher Tag« kommt?

Überlegen Sie sich eine Antwort auf diese Frage und schreiben Sie sie in die unten stehenden Leerzeilen. Wir werden Ihnen gleich erklären, was Sarah in so einer Situation anders machen könnte.

____

____

____

____

____

____

____

Verhaltensaktivierung und Depression

Dr. Christopher Martell (einer der Therapeuten, die das Verfahren der Verhaltensaktivierung entwickelt haben) vertritt den Standpunkt, dass Depressionen auf Umweltfaktoren zurückzuführen sind. Deshalb ist es am sinnvollsten, beim Umfeld anzusetzen, um die Stimmung eines depressiven Menschen zu heben. Natürlich gibt es auch eine erbliche Veranlagung für Depressionen (falls andere Mitglieder Ihrer Familie ebenfalls darunter leiden); doch nicht jeder Mensch mit dieser genetischen Veranlagung entwickelt eine Depression. Andererseits erkranken auch Menschen, in deren Familie keine Depressionen vorgekommen sind, an dieser psychischen Störung. Deshalb richtet Dr. Martell sein Augenmerk bei der Suche nach Faktoren, die zu einer Depression beitragen, auf Verhaltensmuster und Geschehnisse im Umfeld des Patienten. Vielleicht ist er isoliert und einsam. Oder es fällt ihm schwer, ein Vermeidungsverhalten zu durchbrechen, bei dem es ihm zwar kurzfristig besser geht, das aber langfristig keine wirksame Bewältigungsstrategie darstellt. Bei solchen Aspekten setzt die Verhaltensaktivierung an: Sie hilft Menschen mit Depressionen, etwas an ihrem Verhalten zu ändern und dadurch allmählich zufriedener mit sich selbst und ihrem Leben zu werden.

PLANEN SIE AKTIVITÄTEN, DIE IHNEN FREUDE MACHEN UND DAS GEFÜHL GEBEN, IHR LEBEN IM GRIFF ZU HABEN!

Wir alle tun bestimmte Dinge gerne – Aktivitäten, die uns Freude und Genuss bringen: zum Beispiel Musik hören, uns einen schönen Film ansehen, ein gutes Buch lesen oder etwas Leckeres essen. Solche Tätigkeiten führen vielleicht nicht unbedingt zu dem Gefühl, etwas geschafft oder unser Leben im Griff zu haben, aber sie fühlen sich gut an. Und wir alle kennen auch Beschäftigungen, die uns keinen so großen Spaß machen, bei denen wir aber hinterher das stolze Gefühl haben, etwas geleistet zu haben: zum Beispiel das Badezimmer zu putzen, einen Stapel ungeöffneter Briefe durchzuarbeiten oder Wäsche zu waschen. Solche Tätigkeiten sind vielleicht nicht besonders angenehm, aber sie bringen uns ein Erfolgserlebnis. Und manche Aktivitäten passen in beide Kategorien: Sie machen Spaß und man hat hinterher auch noch das Gefühl, etwas Sinnvolles getan zu haben. Das gilt zum Beispiel für Sport oder gemeinnützige Arbeit.

Wenn Sie in depressiver Stimmung sind, fällt es Ihnen vielleicht schwer, an solche Dinge zu denken – und noch schwerer, sich dafür zu motivieren. Dabei hilft Ihnen das Arbeitsblatt zur Planung und Dokumentation Ihrer wöchentlichen Aktivitäten: Dieses Blatt zwingt Sie nämlich dazu, sich Gedanken über konkrete Tätigkeiten zu machen, die Ihre Stimmung verbessern, und diese vorauszuplanen. Halten Sie anhand des folgenden Arbeitsblatts zunächst schriftlich fest, wie ein typischer Tag oder eine typische Woche bei Ihnen aussieht: Welchen Tätigkeiten gehen Sie normalerweise nach und wie ist Ihre Stimmung? Als Nächstes planen Sie mithilfe dieses Arbeitsblatts ein paar Aktivitäten, denen Sie sich gerne widmen würden, und schreiben daneben, wann Sie das tun möchten. Es kann auch sinnvoll sein, zunächst einmal eine lange Liste von Tätigkeiten aufzustellen, die Ihrer Meinung nach Ihre Stimmung verbessern könnten. Denken Sie dabei an Dinge, die Sie früher getan haben, die Sie zurzeit tun (aber nicht so häufig, wie Sie gerne möchten) oder die Sie noch nie getan haben, die Ihnen aber zu einer besseren Stimmung verhelfen könnten. Achten Sie dabei auch auf sämtliche Sinneswahrnehmungen: Was riechen, schmecken, berühren, sehen und hören Sie gern?

	AKTIVITÄT (ORT, DATUM, UHRZEIT)
MONTAG	
DIENSTAG	
MITTWOCH	
DONNERSTAG	
FREITAG	
SAMSTAG	
SONNTAG	

Listen Sie nun anhand des Arbeitsblatts zur Planung und Überwachung Ihrer wöchentlichen Aktivitäten hier oben und auf Seite 130 drei Tätigkeiten auf, die Ihnen Freude machen:

1. ____________________
2. ____________________
3. ____________________

Versuchen Sie, sich jeden Tag mindestens einer Aktivität zu widmen, die Ihnen Spaß macht.

Bewerten Sie den Grad Ihrer Depressivität, Ihrer Freude und Ihres Erfolgserlebnisses anhand der folgenden Tabelle vor und nach jeder Aktivität auf einer Skala von 0 bis 10.

AKTIVITÄT (ORT, DATUM, UHRZEIT)		DEPRESSION	FREUDE	ERFOLGSERLEBNIS
	vorher			
	nachher			
	vorher			
	nachher			
	vorher			
	nachher			

So verbessern Sie Ihre Stimmung

Erinnern Sie sich noch daran, wie Sarah sich gesagt hat: »Heute wird ein furchtbarer Tag«? Überlegen wir uns, wie sie anders denken und handeln könnte, damit ihr Tag besser verläuft.

Angenommen, Sarah denkt beim Aufwachen sofort: »Heute wird ein schrecklicher Tag.« Sie ist bereits in depressiver Stimmung und möchte sich am liebsten wieder in ihr Bett verkriechen. Doch dann versucht sie umzudenken und arbeitet dabei mit dem Kaizen-Prinzip: »Jetzt setze ich erst mal die Füße auf den Boden und warte ab, wie ich mich dann fühle.« Sobald sie ihre Füße auf den Boden gesetzt hat, wird ihr klar, dass sie auch aufstehen kann. Also tut sie das und stellt fest, dass es ihr nun, da sie aus dem Bett gekommen und aktiv geworden ist, schon ein bisschen besser geht. Als Nächstes denkt sie: »Jetzt mache ich mir erst mal eine Tasse Kaffee.«

Sarah geht in die Küche und kocht sich eine Tasse Kaffee, die sie in langsamen Schlucken trinkt. All das hat sie schon ein bisschen in Schwung gebracht! Jetzt kommt ihr ein weiterer automatischer Gedanke: »Heute habe ich zu nichts Lust.« Doch statt auf diese negative innere Stimme zu hören, sagt sie sich: »Ich rufe schnell mal Jen an und frage sie, ob sie heute Mittag mit mir essen gehen will.« Sie ruft ihre Freundin an und die beiden verabreden, sich später zu treffen. Allmählich verbessert sich Sarahs Stimmung. Warum? Weil sie (a) aktiv wird, statt einfach nur herumzuhängen, (b) der Reihe nach kleine Schritte bewältigt, (c) eine angenehme Aktivität plant, auf die sie sich freuen kann, und (d) die negative Stimme in ihrem Kopf zwar hört, sich dadurch aber nicht davon abhalten lässt, positive Schritte in die richtige Richtung zu unternehmen. Inzwischen hat Sarah bereits viele Chancen, mit Verstärkern oder Belohnungen in Berührung zu kommen.

SO SCHIEBT MAN PROBLEMATISCHEN VERHALTENSWEISEN EINEN RIEGEL VOR

Mit dieser Übung können Sie versuchen, Ihr Verhalten zu ändern. Stellen Sie sich dazu folgende Fragen:

1. Was will ich mit diesem Verhalten erreichen?
2. Wie fühle ich mich, wenn ich mich so verhalte?
3. Wirkt dieses Verhalten sich auf meine zwischenmenschlichen Beziehungen aus? Wenn ja, wie?
4. Was könnte ich tun, um dieses Verhalten zu beenden?
5. Weiß ich, wie ich es beenden kann, oder brauche ich dazu Hilfe von jemand Außenstehendem?

Gegen Abend hat Sarah schon ein bisschen mehr Energie und Motivation, weil sie nicht den ganzen Tag im Bett geblieben ist. Als dann das Telefon klingelt, beschließt sie ranzugehen. Vielleicht hat sie den Gedanken »Es liegt ja sowieso niemandem etwas an mir« immer noch im Hinterkopf; doch weil sie inzwischen ausgegangen ist und sich mit Jen getroffen hat, denkt sie jetzt wahrscheinlich nicht mehr ganz so negativ. Also nimmt sie den Hörer ab, statt das Telefon einfach zu ignorieren. Am Apparat ist Jen, die ihr sagt, dass ihr das gemeinsame Essen heute Mittag unheimlich gut gefallen hat. Wie fühlt Sarah sich Ihrer Meinung nach am Ende dieses Tages? Höchstwahrscheinlich sehr viel besser oder vielleicht sogar glücklich!

Nachdem Sie darüber nachgedacht haben, wie Ihr Verhalten sich auf Ihr Alltagsleben auswirkt, nehmen Sie sich nun bitte einen Augenblick Zeit, um die Fragen im Kasten auf Seite 131 zu beantworten, in denen es um Wege geht, Verhaltensweisen, die sich negativ auf Ihr Leben auswirken, einen Riegel vorzuschieben. Nehmen Sie einen Stift zur Hand und schreiben Sie Ihre Antworten in die unten stehenden Leerzeilen:

____

____

____

Bieten Sie Ihren Ängsten die Stirn!

Manchmal ist es schwierig, etwas an seinem Verhalten zu ändern, wenn man von Ängsten geplagt wird. Das ist völlig normal und auch verständlich. In so einem Fall können Ihnen ein paar Methoden der Konfrontationstherapie weiterhelfen.

Die Konfrontationstherapie (die Sie ohne fremde Hilfe oder – falls Ihnen das zu schwerfallen sollte – unter Anleitung eines Therapeuten durchführen können) zielt darauf ab, Ihre Reaktionen auf eine bestimmte Angst zu verändern. Dabei sollen Sie sich schrittweise immer wieder mit dem Gegenstand Ihrer Angst konfrontieren (dies unter der Annahme, dass Sie im Vergleich zur Reaktion anderer Menschen auf denselben Auslöser unter einer übermäßigen und/oder unbegründeten Angst leiden). Bleiben Sie jedes Mal so lange mit dem Auslöser in Kontakt, bis Ihr Angstgefühl seinen Höhepunkt erreicht und wieder nachgelassen hat – und so lange, bis Sie etwas Neues über den Auslöser oder Ihre damit zusammenhängenden Ängste gelernt (also zum Beispiel unzutreffende Gedanken darüber korrigiert) haben. Viele wissenschaftliche Untersuchungen deuten darauf hin, dass Ängste sich mithilfe dieser Konfrontati onstherapie sehr wirksam überwinden und unter Kontrolle bringen lassen.

Angenommen, Sie würden gerne etwas tun (zum Beispiel aus dem Haus gehen und sich mit einer Freundin zum Mittagessen treffen); doch dazu müssen Sie ein öffentliches Verkehrsmittel nutzen und Sie haben Angst davor, in die U-Bahn zu steigen. Wenn Sie diese Angst mithilfe der Konfrontationstherapie bekämpfen möchten, würden Sie jetzt eine »Konfrontationshierarchie« erstellen: Ans untere Ende dieser Hierarchie setzen Sie Dinge, die Ihnen weniger Angst einjagen, ans obere Ende kommen Auslöser, die größere Ängste in Ihnen wecken. Vielleicht denken Sie zuerst nur darüber nach, wie es sich anfühlen würde, in den U-Bahn-Waggon zu steigen. Dann gehen Sie in Gedanken zur U-Bahn-Station, steigen die Treppe hinunter, kaufen sich eine Fahrkarte, fahren bis zur nächsten Haltestelle und so weiter. Dadurch, dass Sie Ihr Problem systematisch in kleinere Schritte unterteilen, jedem dieser Schritte gedanklich ins Auge sehen und dabei mit dem einfachsten Schritt anfangen, dürfte Ihre Angst nachlassen und Ihre Stimmung sich heben, wenn Sie diese Schritte nun tatsächlich in die Tat umsetzen und mit der U-Bahn fahren. (Das heißt, diese Fahrt dürfte Ihnen ein Erfolgserlebnis bringen.) Vielleicht hört sich das sehr langwierig und umständlich an; doch viele Menschen gewinnen dabei mit jedem Schritt mehr Dynamik hinzu: Der Erfolg bei den ersten kleineren Schritten gibt ihnen Selbstvertrauen, sodass sie sich dann auch leichter auf größere Schritte einlassen können. Die Konfrontationstherapie hat schon vielen Menschen beim Kampf gegen ihre Ängste geholfen; die meisten Experten halten sie sogar für das wichtigste Element einer erfolgreichen Angsttherapie. Allerdings sollten Sie sich klarmachen, dass Ihre Ängste vielleicht manchmal zu stark sein werden, um ganz ohne fremde Hilfe damit fertigzuwerden (zum Beispiel, wenn Sie zusätzlich zu Ihrer Depression auch noch an einer Angststörung leiden). In solchen Fällen sollten Sie erwägen, einen Therapeuten zurate zu ziehen, der Ihnen bei der Überwindung Ihrer Ängste helfen kann.

> *»Die Gefahr zu vermeiden ist auf lange Sicht nicht sicherer, als ihr aufrecht zu begegnen. Den Ängstlichen erwischt es genauso oft wie den Mutigen.«*
>
> – Helen Keller

FORMEN DER KONFRONTATIONSTHERAPIE

Jeder stellt sich seinen Ängsten auf etwas andere Weise. Manchmal fällt uns das schwer; und daran ist auch gar nichts Schlimmes. Es kann eine Weile dauern, einer Sache die Stirn zu bieten, vor der man sich lange Zeit gefürchtet hat – vor allem, wenn man bisher allen Auslösern und Erinnerungen an diese Angst aus dem Weg gegangen ist. Aber es gibt Möglichkeiten, sich den eigenen Ängsten zu stellen und sie zu überwinden. Der erste Schritt dazu besteht darin, Ihre Ängste bewusst zur Kenntnis zu nehmen und sich zu überlegen, mit welcher Konfrontationsmethode Sie ihnen am besten entgegentreten könnten. Es gibt folgende Möglichkeiten:

Konfrontation in sensu: Bei dieser Art der Konfrontation soll der Patient seine Angst zeichnen oder visualisieren. Nehmen wir an, Sie haben Angst davor, Ihr Auto aufzutanken, weil Sie befürchten, sich dabei mit Benzin zu bespritzen. Also stellen Sie sich vor, wie Sie an der Tankstelle stehen und Ihr Auto auftanken, um diese Angst zu bezwingen. Dabei sollten

Sie auch visualisieren, was Sie tun würden, wenn Sie versehentlich Benzin verschütten (zum Beispiel einen Tankwart um Hilfe bitten).

Konfrontation in vivo: Statt sich einfach nur ein Szenario vorzustellen, konfrontieren Sie sich bei dieser Methode im realen Leben mit Ihrer Angst. Wenn Sie zum Beispiel Angst davor haben, in einen Fahrstuhl zu steigen, begeben Sie sich in ein Einkaufszentrum, schauen sich dort die Fahrstühle an und bezwingen Ihre Angst schließlich, indem Sie so lange immer wieder Fahrstuhl fahren, bis Sie sich nicht mehr davor fürchten.

Virtuelle Konfrontation: Bei dieser Methode werden zwei verschiedene Arten der Konfrontation (visuell und in vivo) miteinander kombiniert. Das heißt, Sie begeben sich in eine Situation, die Ihnen real erscheint, in Wirklichkeit jedoch von einem Computer generiert wird. Wenn Sie beispielsweise Angst vor Spinnen haben, schauen Sie sich die Computersimulation einer Spinne an. Das ist ein Kompromiss zwischen zwei verschiedenen Formen der Konfrontationstherapie: derjenigen, bei der Sie sich den Auslöser Ihrer Angst nur vorstellen, und derjenigen, bei der Sie ihm direkt gegenübertreten.

Interozeptive Konfrontation: Dabei wird man bestimmten körperlichen Wahrnehmungen ausgesetzt, um ein realistischeres Gespür dafür zu bekommen, ob diese Wahrnehmung mit einer Gefahr oder Bedrohung verbunden ist. Das Ziel besteht darin, sich diesen körperlichen Empfindungen zu stellen und auf etwaige dysfunktionale Gedanken zu achten, die damit verbunden sind. Wenn man diesen Wahrnehmungen ins Auge sehen kann, lernt man, dass daran nichts Gefährliches ist.

Welche Konfrontationsform könnte sich für Sie am besten eignen? In welchen Schritten sollten Sie sich dem Auslöser Ihrer Angst stellen? Schreiben Sie Ihre Ideen dazu in die unten stehenden Leerzeilen:

KONFRONTATIONSTHERAPIE IM DO-IT-YOURSELF-VERFAHREN

1. Stellen Sie eine Liste der Dinge auf, die Ihnen Ihrer Meinung nach Angst einjagen. Das können Situationen, Orte, Wahrnehmungen, Bilder, Gedanken, ja sogar Gefühle sein.

2. Malen Sie sich aus, wie Sie sich bei einer Konfrontation mit diesen Auslösern Ihrer Meinung nach fühlen würden, und bewerten Sie dann jeden Auslöser anhand einer Skala von 0 (keine Angst) bis 10 (extreme Angst).

3. Sortieren Sie diese Liste so, dass der Auslöser Ihrer geringsten Angst am Anfang und der Auslöser Ihrer größten Angst am Ende steht.

4. Wählen Sie zunächst einmal einen niedriger bewerteten Angstauslöser aus (er könnte auf Ihrer 10-Punkte-Skala beispielsweise Platz 3 einnehmen), um damit zu arbeiten.

5. Schreiben Sie auf, was Ihrer Befürchtung nach bei der Konfrontation mit diesem Auslöser Ihrer Angst passieren wird und woran Sie das merken werden.

6. Und nun setzen Sie sich diesem Auslöser so lange aus, bis Ihr Angstgefühl seinen Höhepunkt erreicht und dann wieder nachzulassen beginnt. (Achten Sie dabei auf Ihr Angstniveau vor und vor allem nach der Übung.)

7. Suchen Sie nach Beweisen für und vor allem gegen Ihre vorherigen Voraussagen. Halten Sie sich vor Augen, was Sie aus dieser Übung gelernt haben.

8. Wiederholen Sie die Schritte 1 bis 7, bis die Vorstellung, sich diesem Auslöser zu stellen, in Ihnen keine (oder nur noch sehr geringe) Angst weckt.

Beschreiben Sie Ihre Erfahrungen mit dieser Übung hier:

Ändern Sie Ihr Verhalten – ändern Sie Ihr Leben

Die Verhaltensaktivierung befreit uns aus festgefahrenen Situationen, indem sie etwas an unserem Handeln ändert. Ihre Gedanken sind nicht Sie. Gedanken und Gefühle sind formbar: Sie lassen sich durch eine Änderung unseres Verhaltens beeinflussen. Vielleicht überkommt Sie morgens beim Aufwachen ein Gefühl der Hoffnungslosigkeit; doch wenn Sie aktiv werden und sich mit etwas beschäftigen, was Ihnen Freude macht oder ein Erfolgserlebnis vermittelt, können Sie diese Gefühle überwinden und werden feststellen, dass Ihre Stimmung sich dadurch Tag für Tag ein bisschen verbessert. Wir sind überzeugt davon, dass Sie etwas an Ihrem Denken und Verhalten ändern können. Machen Sie die Übungen in diesem Kapitel und achten Sie darauf, ob Ihre tägliche Stimmung sich dadurch verändert.

Zusammenfassung

In diesem Kapitel haben wir uns mit der Verhaltensaktivierung beschäftigt. Wenn Sie etwas an Ihrem Verhalten ändern, können Sie auch Ihre Gedanken und Gefühle verändern und umgekehrt. Wir haben konkrete Strategien zur Veränderung problematischer Verhaltensweisen durchgesprochen, damit dieses Verhalten sich nicht mehr negativ auf Ihre Lebensqualität auswirkt. Wenn Sie in depressiver Stimmung sind, werden Ihnen zwangsläufig negative Gedanken kommen – aber diese Denkmuster brauchen deshalb noch lange nicht Ihr Leben zu bestimmen. Außerdem haben wir darüber gesprochen, wie Ängste sich auf unser Denken und Verhalten auswirken können. Aber wir müssen uns von unserer Angst nicht davon abhalten lassen, unser Verhalten zu ändern. Die mit Ängsten einhergehenden starken körperlichen Reaktionen können uns im wahrsten Sinn des Wortes lähmen und uns daran hindern, in unserem Leben weiterzukommen. Wir sind darauf eingegangen, woran Sie Ihre Ängste erkennen können, und haben Ihnen verschiedene Übungen zu deren Bewältigung gezeigt. Außerdem haben Sie in diesem Kapitel erfahren, was in Ihrem Gehirn passiert, wenn Sie Angst haben, und wie Ihr Körper darauf reagiert. Die Konfrontationstherapie ist eine hervorragende Technik, mit der man Auslöser von Ängsten in kleinere, überschaubare Elemente unterteilen kann. Auf diese Weise können Sie sich Ihrer Angst allmählich und systematisch stellen und lernen, dass sie sich überwinden lässt. Doch wenn Sie Ihre Ängste oder Ihre Angststörung als überwältigend empfinden oder sich nicht sicher sind, wo Sie beim Kampf dagegen anfangen sollen, sollten Sie sich vielleicht doch lieber professionelle

Hilfe suchen. Wenden Sie sich an einen Therapeuten, der sich mit der Konfrontationstherapie auskennt!

Nun haben Sie schon einen besseren Eindruck davon gewonnen, wie Sie gegen Ihre Angst ankämpfen und in Ihrem Leben weiterkommen können. Sobald Sie anfangen, sich Ihrer Angst zu stellen, werden Sie mehr Selbstvertrauen gewinnen. Und falls irgendwann auch noch andere Ängste in Ihnen aufsteigen sollten, wissen Sie jetzt, wie man damit umgeht. Was haben Sie aus diesem Kapitel gelernt? Schreiben Sie diese Erkenntnisse in die unten stehenden Leerzeilen:

Hausaufgabe

In dieser Woche könnten Sie zunächst an einem oder zwei Tagen Ihr wöchentliches Aktivitäts-Arbeitsblatt ausfüllen. Dokumentieren Sie darin einfach Ihre Aktivitäten: Schreiben Sie dreimal täglich auf, was Sie getan haben, und notieren Sie sich dazu auf einer Skala von 0 bis 10, wie viel Freude oder Erfolgserlebnisse Ihnen das gebracht und wie es sich auf Ihre Stimmung ausgewirkt hat. Fallen Ihnen dabei irgendwelche Zusammenhänge oder Muster auf? Wenn ja, beschreiben Sie diese in den Leerzeilen auf der nächsten Seite.

Außerdem können Sie anfangen, eine Liste von Aktivitäten aufzustellen, die Ihnen Freude bereiten oder Erfolgserlebnisse vermitteln (oder im Idealfall sogar beides tun) und die

Sie nach und nach in Ihre Woche einplanen könnten, um Ihr psychisches Wohlbefinden zu verbessern. Vielleicht haben Sie Lust, sich mit einer Freundin zu treffen, zu joggen oder mit Ihrem Hund spazieren zu gehen.

Füllen Sie das Arbeitsblatt mit Ihren Zielen für diese Woche aus. Denken Sie dabei an das Kaizen-Konzept: Tun Sie zunächst einen kleinen Schritt, um Ihr Verhalten zu ändern, und achten Sie danach (nicht vorher!) auf Ihre Motivation und Ihre Stimmung. Falls Ihnen negative Gedanken kommen sollten, versuchen Sie, diese zu hinterfragen oder einfach zur Kenntnis zu nehmen und wieder weiterziehen zu lassen. Entscheiden Sie sich unabhängig von diesen Gedanken, sich anders zu verhalten, als Sie es normalerweise tun würden.

Und zu guter Letzt: Falls Sie feststellen sollten, dass irgendeine Angst Sie von einer Aktivität abhält, auf die Sie sich gerne konzentrieren würden, können Sie diese Angst mithilfe der in diesem Kapitel beschriebenen Schritte überwinden.

SCHRITT 9

ENTWICKELN SIE GESUNDE LEBENSGEWOHNHEITEN

Nun, da Sie eine genauere Vorstellung davon haben, wie Sie sich gegen Ihre Depressionen und Ängste wehren können, ist es an der Zeit, gesündere Lebensgewohnheiten zu entwickeln. Eine Depression kann sich auf alle Lebensbereiche negativ auswirken, und man kann sie am besten bekämpfen, indem man sich Verhaltensweisen angewöhnt, die einem mehr körperliches Wohlbefinden bringen. Sobald Sie sich gesünder fühlen, werden Sie auch besser mit den Symptomen Ihrer Depression umgehen können. Deshalb geht es in Schritt 9 dieses Buches um Sport, gesunde Ernährung, Nahrungsergänzungsmittel und den Aufenthalt in der freien Natur. All das wird sich positiv auf Ihre depressive Stimmung auswirken. Einige dieser Empfehlungen liegen eigentlich auf der Hand; doch an die anderen haben Sie vielleicht noch gar nicht gedacht. Und selbst wenn Sie diese Verhaltenstipps bereits kennen, kann eine kleine Gedächtnisauffrischung nicht schaden. In diesem Kapitel haben wir die Elemente einer gesunden Lebensweise in kleine Schritte unterteilt, damit Sie anfangen können, einige davon in Ihren Tagesablauf zu integrieren.

Warum körperliche Aktivität so wichtig ist

Rein theoretisch wissen Sie wahrscheinlich, dass Sport sich positiv auf Ihr Befinden auswirkt, doch es gibt viele konkrete Gründe dafür, warum das so ist. Einfach ausgedrückt, verbessert regelmäßige Bewegung den Zustand Ihres Körpers und Geistes: Sie erhöht nachweislich die Lebensqualität und sogar die Lebenserwartung. Jeder Mensch kann sich körperlich betätigen – unabhängig von seinem Alter, Gewicht oder Fitnessgrad. Doch bevor Sie damit anfangen, sollten Sie Ihren Arzt um Rat fragen, um kein Risiko einzugehen. Danach brauchen Sie nur noch ein Trainingsprogramm zu finden, das gesund für Sie ist und Ihren sportlichen Fähigkeiten entspricht. Bewegung tut jedem gut – vor allem aber Menschen, die unter einer Depression leiden. Schauen wir uns an, wie regelmäßige körperliche Aktivität depressiven Menschen helfen kann.

SPORT LIEFERT ENERGIE

Regelmäßiges Ausdauertraining wie Gehen oder Joggen stärkt das Herz-Kreislauf-System und die Lungen. Das kann Ihr Energieniveau erhöhen. Denn dadurch erhalten Körper und Gehirn mehr Sauerstoff und die Nährstoffe, die Sie aufnehmen, werden überallhin transportiert, wo Ihr Organismus sie braucht. Wenn Sie sich angewöhnen, regelmäßig Sport zu treiben, werden Sie bald feststellen, dass Sie sich wohler fühlen und Ihre Alltagsaktivitäten leichter bewältigen können. Wenn Sarah einen Spaziergang macht, fühlt sie sich hinterher regeneriert und hat wieder mehr Motivation für ihre banalen Alltagsaufgaben. Als junge Mutter hat Sarah natürlich alle Hände voll damit zu tun, sich um die Bedürfnisse ihrer Kinder zu kümmern. Deshalb bringt sie die Kinder zu Fuß zur Schule, holt sie auch wieder zu Fuß von dort ab und legt auf diese Weise zweimal täglich vier Kilometer zurück. So verbindet sie ihr Trainingsprogramm mit ihren Mutterpflichten. Das können Sie auch! Überlegen Sie sich Möglichkeiten, körperliche Aktivität in Ihren Tagesablauf einzubauen. Das muss nicht unbedingt ein intensives Fitnesstraining sein – es genügt, wenn Sie den ganzen Tag über immer wieder etwas tun, was Ihr körperliches Wohlbefinden verbessert.

SPORT ERZEUGT WOHLFÜHLBOTENSTOFFE

Beim Sport schüttet unser Gehirn »Glückshormone«, die Endorphine, aus, die ein positives Gefühl im ganzen Körper hervorrufen. In ihrer chemischen Zusammensetzung ähneln diese Endorphine dem Morphium (ohne allerdings süchtig zu machen). Das erklärt die Euphorie, in die manche Menschen nach einem intensiven Training hineingeraten (zum

Beispiel das sogenannte Läuferhoch). Wenn es Ihrem Körper gut geht, fühlt sich normalerweise auch Ihr Gehirn wohl – und wie Sie wissen, trägt so ein gutes Gefühl eine ganze Menge zur Linderung von Depressionssymptomen bei. Laut WebMD steigert regelmäßige körperliche Aktivität sogar das Selbstwertgefühl.

Selbst in depressiven Phasen können Sie sich Erleichterung verschaffen, wenn Sie etwas tun, was Ihr Gehirn zur Ausschüttung von Endorphinen veranlasst. Denken Sie einmal an Situationen in Ihrem Leben, in denen Sie tatsächlich so etwas wie Freude empfinden. Welche Aktivitäten führen bei Ihnen zur Ausschüttung von Glückshormonen? Was hebt Ihre Stimmung – selbst in Zeiten der Niedergeschlagenheit? Beziehen Sie bei der Beantwortung dieser Frage alle Ihre Sinnesorgane (Gesichts-, Geruchs-, Geschmacks-, Tastsinn und Gehör) mit ein. Schreiben Sie Ihre Liste dieser Tätigkeiten in die unten stehenden Leerzeilen:

____

____

____

SPORT BRINGT SIE MIT ANDEREN MENSCHEN IN KONTAKT

In einer Gruppe Sport zu treiben, ist eine hervorragende Methode, Kontakte zu pflegen und dabei gleichzeitig auch noch auf ein gemeinsames Ziel – mehr Fitness – hinzuarbeiten. Es geht nicht notwendigerweise um soziale Kontakte (obwohl sich auch das im Lauf der Zeit entwickeln kann), sondern einfach nur darum, mit anderen Menschen zusammen zu sein. Wenn Sie regelmäßig an einem Kurs teilnehmen, der Ihnen Spaß macht (beispielsweise Pilates, Yoga, Kampfsport oder Kickboxen), werden Sie dabei zwangsläufig Bekanntschaften schließen. Schließlich beschäftigen Sie sich mit der gleichen Aktivität und verfolgen das gleiche Ziel oder Hobby wie die anderen Kursteilnehmer. Das bietet jede Menge Gesprächsstoff: »Wie hat dir der Kurs heute Abend gefallen?« – »Es war schon ganz schön anstrengend, aber irgendwie habe ich es geschafft.«

Obwohl Sie diesen Kurs eigentlich nur besuchen, um sich Bewegung zu verschaffen, werden Sie nach einer gewissen Zeit, in der Sie immer wieder mit denselben Leuten zusammen sind, vielleicht dazu aufgefordert werden, hinterher noch einen Smoothie trinken zu gehen (oder selbst eine solche Einladung aussprechen). Doch auch wenn Sie nichts Privates mit Ihren Kumpels aus dem Fitnessstudio unternehmen, kann Ihre depressive Stimmung sich schon allein dadurch bessern, dass Sie mit einer Gruppe von Menschen zusammen sind. Die Gesellschaft anderer Menschen ist eine wichtige Hilfe im Kampf gegen Depressionen und bei Ihren Bemühungen um eine gesündere Lebensweise.

SONSTIGE AKTIVITÄTEN, BEI DENEN ENDORPHINE AUSGESCHÜTTET WERDEN

Schokolade essen: Kakao und Bitterschokolade enthalten Stoffe, die die Stimmung heben, wie beispielsweise Phenethylamin und Theobromin. Wenn Sie ab und zu Schokolade essen, verabreichen Sie Ihrem Gehirn mithilfe dieser organischen Substanzen eine kleine Endorphinspritze.

Ihr Lieblingsgericht genießen: Schokolade ist nicht das einzige Wohlfühllebensmittel. Wenn Sie Ihr Lieblingsgericht essen oder sich Ihr Lieblingsgetränk gönnen (ob das nun eine Pizza oder ein Grünkohl-Smoothie ist), schüttet Ihr Gehirn ebenfalls Glücksbotenstoffe aus.

Lachen: Schauen Sie sich eine witzige Show an, erzählen Sie einem Freund eine lustige Geschichte, die bei der Arbeit passiert ist, oder finden Sie eine andere Möglichkeit, mal wieder so richtig herzlich zu lachen. Auch das ist eine wunderbare Methode, Ihr Gehirn in Glückshormonen zu baden.

Sex: Auch das ist eine sehr gute Möglichkeit, Ihr Gehirn zur Produktion/Ausschüttung von Endorphinen anzuspornen. Beim Sex bekommen Sie zusätzlich sogar noch eine Dosis des Kuschelhormons Oxytocin, das Ihnen ein angenehmes Gefühl innerer Wärme vermittelt.

Musik hören: Ihren Lieblingssong zu hören und mitzusingen, ist eine weitere gute Methode, die Endorphine zum Fließen zu bringen. Wenn Ihr Gehirn den Rhythmus dieser Musik hört, schickt es seine Glücksbotenstoffe als Gäste zu der Party.

SPORT LENKT VON NEGATIVEN GEDANKEN AB

Sarah bekommt von vielen Menschen zu hören, dass sie oft ihren Gedanken nachhängen. Das kommt ihr bekannt vor, denn auch sie zerbricht sich über zu viele Dinge den Kopf. Doch Sarah hat festgestellt, dass regelmäßige Bewegung (ob das nun ein Spaziergang oder ein Taekwondo-Kurs ist) ihr dabei hilft, sich selbst zu akzeptieren und besser mit ihrer Depression oder ihren Angstgefühlen zurechtzukommen. Oft erwischt eine Depression uns am schlimmsten, wenn wir mit unseren Gedanken allein sind; und eine der besten Methoden, negative innere Dialoge zu durchbrechen, besteht darin, aufzustehen und das Haus zu verlassen. Vielleicht können Sie Ihre Gedanken dadurch nicht zum Schweigen bringen, aber Sie können Ihre Energie zumindest in eine konstruktive Aktivität umkanalisieren.

»Wahrer Genuss rührt von geistiger und körperlicher Aktivität her; diese beiden Dinge hängen stets miteinander zusammen.«

– Wilhelm von Humboldt

Ihre Trainingsziele

Nachdem Sie nun einiges über die Vorteile körperlicher Aktivität erfahren haben, sollten Sie sich überlegen, wie Bewegung zur Aufhellung Ihrer Stimmung beiträgt. Denken Sie darüber nach, welche Art von körperlicher Aktivität Ihnen Freude macht. Bei welchem Sport fühlen Sie sich geistig und körperlich wohl? Macht es Ihnen Spaß zu schwimmen, spazieren zu gehen, zu joggen oder Aerobics zu machen? Vielleicht gibt es eine sportliche Aktivität, die Sie bisher noch nicht ausprobiert haben, mit der Sie es aber gerne einmal versuchen würden. Schreiben Sie in die unten stehenden Leerzeilen, welchen Sport Sie gern treiben und wie Sie sich hinterher fühlen.

____

____

____

____

____

____

MUSTER-TRAININGSPLAN

Für den Fall, dass Sie nicht wissen, wo Sie mit Ihrem Sport anfangen sollen, haben wir hier einen Muster-Trainingsplan für Sie aufgestellt, auf den Sie hinarbeiten können. Bevor Sie damit beginnen, sollten Sie jedoch unbedingt einen Arzt um Rat fragen. Er kann Ihnen sagen, ob dieses Programm auch wirklich gesund für Sie und Ihren Körper ist. Wenn Sie ins Fitnessstudio gehen, lassen Sie sich dort von einem Trainer anleiten, um sicherzugehen, dass Sie die Geräte richtig benutzen und die Übungen so machen, dass sie risikofrei sind und Ihnen etwas bringen. Wenn Sie zu Hause trainieren, sollten Sie sich zu jeder Übung ein Demo-Video anschauen.

AUSDAUERTRAINING: Dieses Training ist sehr gesund für Herz und Kreislauf. Versuchen Sie, vier- bis fünfmal pro Woche 20 bis 30 Minuten in flottem Tempo zu gehen oder zu joggen. Teilen Sie sich Ihre Kräfte dabei gut ein und überfordern Sie sich nicht. Falls erforderlich, können Sie auch mit kürzeren Trainingseinheiten beginnen.

BEWEGLICHKEITS-/DEHNÜBUNGEN: Sie sollten nicht nur Ihre Herzfrequenz steigern, sondern auch Ihre Muskeln dehnen. Machen Sie dreimal pro Woche 20 bis 30 Minuten lang langsame Dehnübungen. Jede Dehnung sollte 10 bis 30 Sekunden dauern.

KRAFTTRAINING: Machen Sie verschiedene Krafttrainingsübungen, um alle wichtigen Muskelgruppen zu trainieren. Setzen Sie sich das Ziel, acht bis zwölf Wiederholungen pro Satz zu schaffen. Versuchen Sie, zweimal pro Woche Krafttraining zu betreiben!

TRAINING	WIE OFT?	DAUER
Ausdauertraining	4- bis 5-mal/Woche	20 bis 30 Minuten
Beweglichkeits-/Dehnübungen	3-mal/Woche	10 bis 30 Minuten
Krafttraining	2-mal/Woche	8 bis 12 Wiederholungen pro Satz

Gesunde Ernährung

Sich gesund zu ernähren, ist für Ihre seelische Gesundheit sehr wichtig. Dadurch lässt eine Depression sich zwar nicht heilen; aber gesunde Ernährung ist zumindest ein wichtiger Faktor für die Aufrechterhaltung Ihrer körperlichen und psychischen Gesundheit. Wenn wir unserem Körper die Nährstoffe gönnen, die er braucht, kommt diese Botschaft bei unserem Gehirn an, und dann sind wir auf dem besten Weg dazu, uns wieder besser zu fühlen. Es gibt zwar keinen spezifischen »Ernährungsplan« zur Behandlung von Depressionen; aber zumindest gibt es Nahrungsmittel, die Sie öfters verzehren *können*, um zur Heilung von Körper und Seele beizutragen. Ihr Ziel sollte darin bestehen, sich von Lebensmitteln zu ernähren, die wichtige Vitamine und Mineralstoffe enthalten. In diesem Abschnitt wollen wir uns mit ein paar Lebensmitteln beschäftigen, die zu einer gesunden, abwechslungsreichen Ernährung gehören, und dabei vor allem auf Nahrungsmittel eingehen, die die Gehirngesundheit verbessern. Denken Sie daran: Sie sollen nicht zu viel essen, auch wenn Sie gerade mehr Appetit haben; andererseits ist es aber auch dann wichtig, zu essen, wenn Sie weniger Appetit haben.

SUPERFOODS FÜR EINE BESSERE STIMMUNG

Von grünem Gemüse und Blaubeeren bis hin zu Fisch und Eiern – manche Lebensmittel sind gesünder für Ihr Gehirn als andere, weil sie besonders viele Nährstoffe enthalten, die dem Gehirn guttun; und ein gesundes Gehirn kann sich besser gegen die Symptome einer Depression wehren. Folgende Lebensmittel sollten Sie möglichst oft in Ihrer Küche oder Ihrem Kühlschrank haben:

Bananen: Dieses beliebte Obst enthält die Aminosäure Tyrosin, die den Spiegel des wichtigen Wohlfühl-Neurotransmitters Dopamin aufrechterhält. Außerdem enthalten Bananen viel Vitamin B_6, das Ihrem Gehirn dabei hilft, Tryptophan in den ultimativen Glücksbotenstoff Serotonin umzuwandeln.

Führt die Depression bei Ihnen zu Schlafstörungen? Wenn ja, dann sollten Sie vor dem Zubettgehen ein Lebensmittel zu sich nehmen, das das »körpereigene Schlafmittel« Tryptophan enthält. In Bananen sind kleinere Mengen Tryptophan enthalten. Vielleicht werden Sie feststellen, dass Sie besser schlafen, wenn Sie vor dem Zubettgehen eine Banane essen.

Beeren: Blaubeeren, Brombeeren, Cranberrys und Erdbeeren enthalten Anthocyane. Diese sekundären Pflanzenstoffe gehören zu den Flavonoiden, einer Gruppe von Antioxidantien, die das Gehirn vor Zellschäden bewahren, aber auch vor Krebs und anderen schweren Erkrankungen schützen.

Eier: Es gibt kaum ein Lebensmittel, das eine größere Vielfalt an wertvollen Inhaltsstoffen enthält! In Eiern stecken zum Beispiel Aminosäuren, Omega-3-Fettsäuren, Vitamine (A, D und Biotin) – und das ist noch lange nicht alles. Sie sind auch reich an Mineralstoffen wie Zink und Magnesium, von denen man weiß, dass sie gegen Angstzustände helfen. Außerdem sind Eier eine hervorragende B-Vitamin-Quelle; vor allem liefern sie viel Vitamin B_{12}, das für ein gesundes Nervensystem wichtig ist. Eier haben auch einen hohen Eiweißgehalt und wirken daher sehr sättigend. Außerdem weiß man, dass sie den Blutzucker stabilisieren. Alles in allem sind Eier also ein ganz hervorragendes Lebensmittel für eine gute Stimmung und ein gesundes Gehirn.

Grünes Gemüse: Dunkelgrünes Blattgemüse wie Grünkohl und Spinat enthält viel Vitamin A, Vitamin C, Vitamin E und Vitamin K, aber auch Mineralstoffe und sekundäre Pflanzenstoffe. Grünkohl hat einen hohen Gehalt an Folsäure, einem für die Stimmungsregulation wichtigen Vitamin. Manche Untersuchungen deuten darauf hin, dass Folsäuremangel bei der Entstehung einer Major Depression eine Rolle spielen könnte.

Lachs: Lachs und andere fette Fischarten haben einen hohen Gehalt an Omega-3-Fettsäuren, die ebenfalls zur Stimmungsregulation beitragen. Auch andere Lebensmittel wie beispielsweise Leinsamen und Walnüsse enthalten Omega-3-Fettsäuren. Falls Sie Vegetarier sind (oder einfach keinen Fisch und auch keine anderen Omega-3-Fettsäurequellen mögen), können Sie ein Nahrungsergänzungsmittel einnehmen, das diese Fettsäuren enthält. Zum Glück isst Sarah gerne Lachs, und ihre Kinder auch. Wenn Sie ihn vor dem Kochen mit etwas Sojasoße beträufeln, wird er bekömmlicher.

Nach Meinung der Ernährungswissenschaftlerin Melissa Brunetti, die sich mit dem Zusammenhang zwischen Ernährung und psychischer Gesundheit beschäftigt, sollte das Frühstück eines depressiven Menschen unbedingt Eier und Avocado enthalten, denn diese beiden Lebensmittel liefern jede Menge Vitamin D, Omega-3- und andere gesunde Fettsäuren. Wenn Sie dazu eine Scheibe Vollkorntoast essen, geben Sie Ihrem Gehirn einen richtigen Glückskick.

Was steht auf Ihrem Speisezettel?

Machen bestimmte Lebensmittel Sie glücklich? Essen Sie zum Beispiel für Ihr Leben gern Lachs oder Avocados? Und wie steht es mit Rührei? Nehmen Sie sich einen Augenblick Zeit, darüber nachzudenken, nach dem Verzehr welcher Nahrungsmittel Sie sich so richtig wohlfühlen. Als Nächstes überlegen Sie, welche Lebensmittel kein so großes Wohlgefühl bei Ihnen auslösen. Schreiben Sie die Nahrungsmittel, die Ihre Stimmung heben, und die Lebensmittel, nach deren Verzehr Sie sich eher »down« fühlen, in die unten stehenden Leerzeilen. Wenn Sie das nächste Mal einkaufen gehen, legen Sie die »Wohlfühllebensmittel« in Ihren Wagen und lassen die anderen im Regal liegen.

Es gibt auch Lebensmittel und Getränke, die zwar ein vorübergehendes Wohlbefinden auslösen, langfristig aber nicht so gut für Ihren Körper sind. Übermäßiger Zucker- oder Alkoholkonsum kann sich zwar im ersten Augenblick angenehm anfühlen, später jedoch Ihre depressive Stimmung verschlimmern.

DIE MITTELMEERDIÄT

Die Mittelmeerkost enthält viel Obst und Gemüse, Vollkornprodukte, Hülsenfrüchte, magere Eiweißquellen und Olivenöl. Viele Ernährungsexperten bezeichnen sie als eine der gesündesten Kostformen der Welt. Möchten Sie gerne ein bisschen mediterranes Flair in Ihre Essgewohnheiten hineinbringen? Dann versuchen Sie es einmal mit folgenden einfachen Ernährungstipps:

KOCHEN MIT PFLANZENÖLEN: Olivenöl hat einen hohen Gehalt an einfach ungesättigten Fettsäuren. Sie können es sowohl zum Kochen als auch zum Backen verwenden. Es gibt aber auch noch andere gesunde pflanzliche Öle, die wertvolle Omega-3-Fettsäuren enthalten, wie beispielsweise Rapsöl.

ESSEN SIE MAGERE EIWEISSQUELLEN: Dazu sollten Sie zunächst einmal rotes Fleisch von Ihrem Speisezettel streichen (oder seinen Verzehr zumindest einschränken). Versuchen Sie es stattdessen lieber einmal mit Putenfleisch, Hühnerbrust, Lachs oder Bohnen. Fisch ist eine ganz besonders gesunde Eiweißquelle, weil er einen hohen Gehalt an Omega-3-Fettsäuren hat, die, wie Sie ja inzwischen wissen, wichtig für ein gesundes Gehirn sind und Ihre Stimmung verbessern.

ESSEN SIE MÖGLICHST VIEL GEMÜSE: Sie sollten jeden Tag drei bis acht kleine bis mittelgroße Gemüseportionen verzehren. Achten Sie auf eine möglichst große Vielfalt an Gemüsearten in unterschiedlichen Farben – auf diese Weise kommen Sie in den Genuss der gesundheitlichen Vorteile verschiedenster Antioxidantien, Vitamine und Mineralstoffe.

GÖNNEN SIE SICH STATT NACHTISCH ODER KUCHEN LIEBER EIN STÜCK OBST: Wenn Sie auch so eine Naschkatze sind wie Sarah, haben Sie nach einem guten Essen wahrscheinlich öfters Appetit auf etwas Süßes. Diese Naschsucht lässt sich am besten im Zaum halten, indem man statt Kuchen oder Dessert ein Stück Obst isst. Obst liefert jede Menge Ballaststoffe, Vitamin C und Antioxidantien. Ballaststoffe sind für eine gesunde Ernährung sehr wichtig (sie senken sogar das Darmkrebsrisiko), und wir nehmen nicht einmal annähernd genug davon zu uns. Also bereiten Sie sich nach dem Abendessen einen großen Obstsalat zu und genießen Sie ihn!

Tragen Sie in die folgenden Leerzeilen einen Tagesessensplan ein, der die oben stehenden Tipps berücksichtigt. Das braucht kein bis ins kleinste Detail ausgeklügelter Menüplan zu sein. Notieren Sie sich einfach ein paar Ideen dazu, welche Lebensmittel Sie beim nächsten Mal einkaufen und welches Frühstück, Mittagessen, Abendessen und Dessert Sie daraus zubereiten möchten.

Stimmungsaufhellende Nahrungsergänzungsmittel

Ein wichtiges Element guter körperlicher und seelischer Gesundheit besteht darin, Ihrem Körper die richtige Menge an Vitaminen, Mineralien und anderen wichtigen Nährstoffen zuzuführen. Natürlich ist es am besten, diese Nährstoffe in Form von Lebensmitteln zu sich zu nehmen; doch leider ist das nicht immer möglich. Also muss man vielleicht manchmal zu Nahrungsergänzungsmitteln greifen. Halten Sie dabei nach folgenden Präparaten Ausschau:

B-Vitamine: Diese Vitamine tragen dazu bei, die Aminosäure Tryptophan in den Glücksbotenstoff Serotonin umzuwandeln, und beeinflussen auf diese Weise die Stimmung und andere Gehirnfunktionen. Ein niedriger Vitamin B_{12}-, B_6- und Folsäurespiegel wurde in einigen wissenschaftlichen Untersuchungen mit Depressionen in Verbindung gebracht. Wenn Ihre Ernährung arm an B-Vitaminen ist, sollten Sie vielleicht ein entsprechendes Nahrungsergänzungsmittel einnehmen.

Fischöl: Dieses Öl liefert jede Menge Omega-3-Fettsäuren, die zu einer gesunden Gehirnfunktion beitragen und die Stimmung verbessern. (Wir alle wissen aus Erfahrung, dass die Einnahme von Lebertran die Stimmung hebt.)

Magnesium: Eigentlich hat dieser Mineralstoff den Namen »Beruhigungstablette der Natur« verdient. Er ist ein uraltes Heilmittel für Ängste und Depressionen. Außerdem trägt Magnesium zur Gesundheit von Knochen und Zellen bei und ist an wichtigen chemischen Reaktionen im ganzen Körper beteiligt. Berichten zufolge kann Magnesiummangel eine Depression und andere Beschwerden wie beispielsweise Muskelverspannungen und Kopfschmerzen verschlimmern. Ein Magnesiumpräparat kann depressive Symptome lindern.

Vitamin D: Dieses Vitamin ist vor allem für seine positive Wirkung auf die Knochengesundheit bekannt; doch ein Mangel an diesem wichtigen Nährstoff wurde auch mit Depressionen in Verbindung gebracht. Da Vitamin D nur in sehr wenigen Lebensmitteln enthalten ist, stellt unser Körper den größten Teil dieses Vitamins unter Einwirkung von Sonnenlicht selbst her. Wie Sie wissen, darf man sich heutzutage nicht allzu leichtsinnig der Sonne aussetzen, sodass die Einnahme eines Vitamin-D-Präparats durchaus sinnvoll sein kann. Solche Präparate werden sogar sehr häufig zur Behandlung einer mittelschweren Depression eingesetzt. Sie sind in den meisten Apotheken, Drogeriemärkten und Lebensmittelgeschäften erhältlich; falls Sie ein höher dosiertes Präparat benötigen, können Sie sich dieses von Ihrem Arzt verschreiben lassen.

Haben Sie es schon mal mit einem dieser Nahrungsergänzungsmittel versucht? Welche haben Sie ausprobiert? Haben Sie daraufhin eine Besserung Ihres Befindens festgestellt? Falls Sie daran interessiert sind, es mit einem dieser Präparate zu versuchen – welches würden Sie gerne einnehmen? Was erhoffen Sie sich davon? Schreiben Sie Ihre Ideen dazu in die unten stehenden Leerzeilen:

Zusammenfassung

Hoffentlich haben Sie in diesem Kapitel einiges Wichtige über gesunde Ernährung und wertvolle Vitamine, Mineralstoffe und Nahrungsergänzungsmittel erfahren, die Ihre Stimmung aufhellen können. Außerdem haben Sie gelernt, wie wichtig es ist, sich an ein regelmäßiges körperliches Trainingsprogramm zu halten. Denken Sie daran: Es ist völlig in Ordnung, damit langsam und schrittweise anzufangen. Teilen Sie sich Ihre Kräfte gut ein! Wir hoffen, dass Sie die Lebensmittel und Nahrungsergänzungsmittel, die wir Ihnen in diesem Kapitel vorgestellt haben, in Ihren Speisezettel einbauen können. Durch gesunde Ernährung lässt eine Depression sich zwar nicht heilen; sie ist jedoch eine wichtige Voraussetzung für psychische Gesundheit.

Nun wissen Sie, was Sie tun müssen, um sich gesund zu ernähren, sich gut um Ihren Körper zu kümmern und dadurch langfristig auch Ihre depressive Stimmung positiv zu beeinflussen. Was haben Sie aus diesem Kapitel gelernt? Schreiben Sie diese Erkenntnisse in die unten stehenden Leerzeilen:

Hausaufgabe

Führen Sie diese Woche ein Ernährungstagebuch und nutzen Sie dazu die unten stehenden Leerzeilen. Neben den Lebensmitteln, die Sie zu sich genommen haben, notieren Sie sich bitte auch deren Auswirkung auf Ihre Stimmung. Dabei werden Sie wahrscheinlich feststellen, dass verschiedene Nahrungsmittel Ihre Stimmung in unterschiedlicher Weise beeinflussen.

Außerdem sollten Sie in dieser Woche auch ein Tagebuch über Ihre körperliche Aktivität führen. Schreiben Sie auf, an welchen Tagen Sie sich körperlich betätigt haben, für wie lange und wie. Notieren Sie, nach welchem körperlichen Training Sie sich am wohlsten gefühlt haben, und behalten Sie dieses auch in Zukunft bei. Sie sind auf dem besten Weg zu einer gesünderen Version Ihrer selbst!

SCHRITT 10

DANKBARKEIT UND ACHTSAMKEIT PRAKTIZIEREN

Schritt 10 ist eine sehr wichtige Ergänzung zu den bisher beschriebenen Schritten. Denn bewusste Dankbarkeit für das, was Sie haben, lenkt Ihre Aufmerksamkeit davon ab, was Ihnen vielleicht fehlt. Diese Dankbarkeitspraxis kann eine sehr aufbauende, positive Erfahrung sein. Auch Achtsamkeit gibt Ihnen die Möglichkeit, sich auf den jetzigen Augenblick zu konzentrieren. Wenn es Ihnen gelingt, im Hier und Jetzt zu bleiben, grübeln Sie nicht mehr darüber nach, was in der Vergangenheit passiert ist oder was sich in Zukunft möglicherweise ereignen könnte. Diese Praktiken können Leiden lindern, Ihre Stimmung heben und Ihnen zu einem erfüllteren Leben verhelfen. In diesem Kapitel wollen wir uns ansehen, wie Sie Achtsamkeit und Dankbarkeit in Ihren Tagesablauf einbauen könnten.

Üben Sie sich in Dankbarkeit!

Dankbarkeit ist ein Ausdruck der Wertschätzung für das, was Sie haben (das können sowohl konkrete als auch abstrakte Dinge sein), aber auch für Ihre bisherigen Erlebnisse. Dankbarkeit ist das Gegenteil davon, darüber nachzugrübeln, was Sie alles *nicht* haben. Wenn Sie wirklich dankbar für etwas oder jemanden in Ihrem Leben sind, werden Sie vielleicht auch glücklicher sein. Und wenn Sie regelmäßig darüber nachdenken, wofür Sie dankbar sind, werden Sie vielleicht auch optimistischer, was wiederum zu mehr Güte und Einfühlungsvermögen führt. Vielleicht werden Sie das, womit andere Menschen Ihr Leben bereichern, dann eher zu schätzen wissen und womöglich sogar feststellen, dass Ihre Mitmenschen liebenswürdiger mit Ihnen umgehen als bisher.

ANREGUNGEN FÜR EINE TÄGLICHE DANKBARKEITSPRAXIS

Sind Sie sich nicht sicher, wo Sie mit Ihrer neuen Haltung der Dankbarkeit beginnen sollen? Wir liefern Ihnen hier ein paar Anregungen für eine aktive Dankbarkeitspraxis! Wenn Sie diese Vorschläge eine Zeit lang ausprobieren, werden sie Ihnen wahrscheinlich bald selbstverständlich werden:

Führen Sie ein Dankbarkeitstagebuch. Das ist nichts weiter als ein leeres Notizbuch, in das Sie eintragen, wofür Sie dankbar sind. Mit diesem Prozess haben Sie bereits in Schritt 5 begonnen, als Sie eine Liste von acht Dingen aufstellten, für die Sie dankbar sind. Sie können sich extra zu diesem Zweck ein leeres Notizbuch oder Tagebuch anschaffen und zunächst einmal jeden Tag nur eine Sache aufschreiben, für die Sie dankbar sind. Vielleicht möchten Sie auch hin und wieder einen Blick in dieses Tagebuch werfen, um sich an die positiven Dinge in Ihrem Leben zu erinnern.

Sagen Sie einem anderen Menschen regelmäßig, was Sie an ihm schätzen. Wer hört nicht gerne, wie großartig er ist? Nehmen Sie sich hin und wieder Zeit, einen Freund oder Angehörigen anzurufen und ihm zu sagen, warum er Sie so glücklich macht. Das wird nicht nur diesem Menschen den Tag versüßen, sondern auch Ihnen. Ebenso können Sie einem Kollegen, hilfsbereiten Verkäufer oder perfekten Barkeeper Ihre Dankbarkeit zum Ausdruck bringen.

Fangen Sie mit kleinen Dingen an! Denken Sie an irgendeine Kleinigkeit, die Ihnen – wenn auch vielleicht nur für einen kurzen Augenblick – ein gutes Gefühl gibt. Wenn Sarah in depressiver Stimmung ist, motiviert es Sie beispielsweise, an all die Kleinigkeiten in ihrem Leben zu denken, für die sie dankbar ist. Wenn sie im Bett liegt und ihr davor graut, den

Tag zu beginnen, vergegenwärtigt sie sich, wie gut es ihr immer tut, ihre erste Tasse Kaffee zu trinken. Die Dankbarkeit für diesen Genuss motiviert Sarah dazu, unter ihrer Bettdecke hervorzukriechen und sich dafür mit diesem köstlichen Wachmacher zu belohnen.

Finden Sie etwas, worauf Sie sich freuen können. Die Vorfreude auf einen bevorstehenden Urlaub ist ein gutes Beispiel dafür; aber es kann auch etwas Unbedeutenderes sein. Vielleicht freuen Sie sich schon darauf, heute Abend Ihre Lieblingsfernsehsendung zu sehen oder ein neues Buch zu lesen. Vielleicht steht ein Treffen mit einem Freund oder Familienangehörigen bevor oder Sie haben einen Termin für eine Maniküre vereinbart. Haben Sie gar keine Pläne? Dann *machen* Sie einen Plan, damit Sie etwas haben, worauf Sie sich freuen können – und seien Sie dankbar dafür!

Schreiben Sie in die unten stehenden Leerzeilen fünf bis zehn Schritte, die Sie in den nächsten Tagen unternehmen möchten, um sich in Dankbarkeit zu üben. Möchten Sie vielleicht ein Dankbarkeitstagebuch führen? Jemanden anrufen? Einen Spaziergang in der freien Natur machen? Wie bedeutend oder unbedeutend diese Aktionen sind, spielt keine Rolle; setzen Sie sie einfach auf Ihre Liste. Sie sind wichtig, genauso wie Sie – und schon allein das ist ein guter Grund, um dankbar zu sein.

____

____

____

____

____

Unser Körper merkt es, wenn wir dankbar für etwas sind! Wissenschaftliche Untersuchungen zeigen: Wenn wir unsere Gedanken auf ein Gefühl der Dankbarkeit richten, wird der beruhigende Teil unseres Nervensystems (Parasympathikus) aktiviert. Dadurch sinkt der Pegel des Stresshormons Cortisol, und der Spiegel des »Wohlfühlhormons« Oxytocin steigt.

SEIEN SIE DANKBAR IM HIER UND JETZT!

Wenn Sie deprimiert sind und ein bisschen Auftrieb brauchen, um eine besonders schwierige Situation durchzustehen, versuchen Sie, Ihren Dankbarkeitsmuskel zu trainieren. Hier ein paar Ideen dazu, die sich innerhalb von ein paar Sekunden umsetzen lassen:

- **SIE SIND MÜDE UND ERSCHÖPFT UND HABEN DAS GEFÜHL, DASS IHNEN ALLES WEH-TUT?** Dann versuchen Sie, eine Stelle an Ihrem Körper zu finden, die nicht schmerzt – und wenn es nur Ihre Nasenspitze ist. Richten Sie Ihre ganze Aufmerksamkeit auf diesen Körperteil. Denken Sie daran, was er alles für Sie tut, und danken Sie ihm dafür.

- **ERINNERN SIE SICH AN ETWAS GUTES, DAS SIE GETAN HABEN ODER DAS JEMAND ANDERS FÜR SIE GETAN HAT – AUCH WENN ES VIELLEICHT NUR EINE KLEINIGKEIT WAR.** Sonnen Sie sich ein paar Sekunden lang in diesem Gefühl der Gutherzigkeit und seien Sie dankbar für all das Gute auf der Welt.

- **RUFEN SIE SICH EINE LEISTUNG INS GEDÄCHTNIS ZURÜCK, AUF DIE SIE STOLZ SIND.** Auch das kann eine bloße Kleinigkeit sein: Vielleicht sind Sie stolz darauf, heute Morgen überhaupt aus dem Bett gekommen zu sein, das Auto gewaschen oder etwas zum Abendessen gekocht zu haben. Was auch immer es ist – zollen Sie sich Anerkennung für Ihre Fähigkeit, diese Aufgabe zu bewältigen. Leider konzentrieren wir uns nur allzu oft auf die Dinge, mit denen wir Probleme haben. Seien Sie stattdessen einfach dankbar dafür, was Sie geschafft haben. (Als Sarah an diesem Kapitel unseres Buches saß, rief sie sich in Erinnerung, dass sie ja bereits neun Kapitel fertiggeschrieben hatte. Darauf war sie unheimlich stolz!)

Achtsamkeit

Achtsamkeit bedeutet, unvoreingenommen und vorurteilsfrei im jetzigen Augenblick präsent zu sein. Dabei denkt man nicht an die Vergangenheit oder Zukunft, sondern bleibt einfach im Hier und Jetzt und nimmt alles so wahr, wie es ist, und nicht so, wie man es gerne hätte. Man registriert die Gedanken, die einem durch den Kopf gehen, und die Wahrnehmungen und Gefühle in seinem Körper, bewertet sie aber weder negativ noch positiv und versucht sie auch nicht zu analysieren: Man nimmt sie schlicht und einfach wahr und lässt sie dann wieder vorüberziehen. Das heißt, Sie sind einfach nur da, sitzen, stehen oder liegen und atmen dabei. Wenn Sie Achtsamkeit praktizieren, spüren Sie Ihre Gefühle, denken Ihre Gedanken und lassen sie einfach so sein, wie sie sind, ohne irgendein Werturteil darüber zu fällen.

Was spüren Sie gerade? Beschreiben Sie Ihre Gefühle hier:

Welche Gedanken gehen Ihnen gerade durch den Kopf? Beschreiben Sie sie hier:

BEMÜHEN SIE SICH UM EINE OBJEKTIVE EINSTELLUNG!

Was auch immer Sie in diesem Augenblick denken oder fühlen, ist völlig in Ordnung. Versuchen Sie, Ihre Gedanken oder Gefühle nicht zu bewerten oder sich ihretwegen zu verurteilen. Sie brauchen sich nicht dafür zu schämen. Eine der wichtigsten Voraussetzungen für Achtsamkeit besteht darin, auf jegliches Werturteil zu verzichten. Ihre Gedanken und Gefühle sind nun einmal da; also lassen Sie sie einfach so sein, wie sie sind, statt etwas daran ändern zu wollen. Wenn Sie nicht versuchen, dagegen anzukämpfen, werden Sie sie mithilfe der Techniken, die Sie in diesem Arbeitsbuch gelernt habe, umso besser bearbeiten und bewältigen können. Seien Sie dankbar für das, was Sie auf diesem Weg bisher geleistet haben, und üben Sie weiter!

Und nun lesen Sie sich die Gedanken und Gefühle, die Sie in der vorigen Übung zu Papier gebracht habe, noch einmal durch und lassen sie eine Minute lang völlig wertfrei auf sich wirken. Als Nächstes stellen Sie eine Stoppuhr auf fünf Minuten. Schließen Sie die Augen und praktizieren Sie die in dem Kasten auf Seite 159 beschriebenen Achtsamkeitstechniken: Wahrnehmen, Atmen und Spüren. Dabei werden Ihnen zwangsläufig Gedanken in den Kopf kommen, und daran ist auch gar nichts Schlimmes. Lassen Sie diese Gedanken einfach da sein. Beim Alarmsignal Ihrer Stoppuhr schlagen Sie die Augen wieder auf.

Wie fühlen Sie sich jetzt? Beschreiben Sie Ihre Gefühle hier:

EIN PAAR SCHNELLE ACHTSAMKEITSTECHNIKEN

WAHRNEHMEN: Bobachten Sie Ihre Gedanken und Gefühle in diesem Augenblick.

ATMEN: Lenken Sie Ihre Aufmerksamkeit auf Ihre Atmung.

SPÜREN: Achten Sie auf Ihren Körper und die körperlichen Empfindungen, die Sie *jetzt im Augenblick haben.*

Welche Gedanken gehen Ihnen gerade durch den Kopf? Beschreiben Sie ein paar dieser Gedanken hier:

Nun haben Sie zwei »Momentaufnahmen« Ihrer Gedanken und können diese miteinander vergleichen. Gibt es einen deutlich erkennbaren Unterschied? Versuchen Sie, diesen einfach nur festzustellen. Es gibt keine richtige oder falsche Antwort auf diese Frage.

ACHTSAMKEIT UND KVT ALS »KOMBI-PACK«

Sowohl KVT als auch Achtsamkeitspraktiken bringen Ihnen das, was in Ihrem Kopf vorgeht, stärker zum Bewusstsein. Deshalb ergänzen diese beiden Methoden sich in ihrer Wirkung. Wenn Sie zusätzlich zur KVT regelmäßig Achtsamkeitsmeditationen machen, wird es Ihnen noch leichter fallen, mit problematischen Gedanken umzugehen, und dann stehen Ihnen auch mehr Möglichkeiten dazu offen: Sie können sie einfach beobachten und weiterziehen lassen oder überprüfen und hinterfragen. Wie Sie ja bereits wissen, kommen negative Gedanken ziemlich häufig vor (vor allem während einer Depression); aber gegen diese wirksamen Strategien haben sie keine Chance. Ob Sie nun gerade in einer depressiven Episode stecken oder nicht – wenn Sie KVT und Achtsamkeitspraktiken in Ihr Alltagsleben integrieren, wird sich die Wirkung dieser beiden Methoden potenzieren.

Werfen Sie nun einen Blick auf die Gedanken, die Sie sich in den vorigen beiden Übungen notiert haben, und wählen Sie einen negativen Gedanken aus. Wie man ein Gedankentagebuch führt, wissen Sie ja inzwischen schon; doch diesmal werden Sie sich beim Ausfüllen des Arbeitsblatts gleichzeitig um Achtsamkeit bemühen. Schreiben Sie den negativen Gedanken in das Gedankentagebuch-Arbeitsblatt auf der nächsten Seite.

Nutzen Sie dabei die Achtsamkeitstechnik des wertfreien Beobachtens: Nehmen Sie sich einen Augenblick Zeit, den negativen Gedanken, den Sie ausgewählt haben, auf sich wirken zu lassen. Bevor Sie irgendetwas mit diesem Gedanken anfangen, atmen Sie erst mal ein und aus. Betrachten Sie den Gedanken als etwas von sich Getrenntes. Falls dabei irgendwelche Wahrnehmungen in Ihrem Körper aufsteigen sollten, ist das völlig in Ordnung. Lassen Sie diese Empfindungen einfach da sein.

Nachdem Sie den Gedanken auf sich wirken lassen haben, prüfen Sie, ob er sich immer noch so mächtig anfühlt. Nimmt er noch immer Ihr ganzes Denken in Anspruch oder konnten Sie sich ein bisschen von ihm distanzieren und ihn einfach an sich vorüberziehen lassen wie eine Wolke am Himmel? Wenn ja: herzlichen Glückwunsch! Dann haben Sie es geschafft und brauchen gar nichts anderes mehr zu tun. Falls nein, können Sie diese Achtsamkeitstechnik noch einmal wiederholen und beobachten, was diesmal passiert. Eine andere Möglichkeit besteht darin, zu überprüfen, ob Ihr Gedanke irgendwelche kognitiven Verzerrungen (siehe Seite 30 bis 32) enthält, und ihn dann mithilfe des Gedankentagebuch-Arbeitsblatts zu bearbeiten.

<table>
<tr><td colspan="3">SITUATION:</td></tr>
<tr><td colspan="3">EMOTION:</td></tr>
<tr><td>NEGATIVER AUTOMATISCHER GEDANKE:</td><td>BEWEISE, DIE FÜR DIESEN GEDANKEN SPRECHEN:</td><td>BEWEISE, DIE GEGEN DIESEN GEDANKEN SPRECHEN:</td></tr>
<tr><td colspan="3">ALTERNATIVE GEDANKEN:</td></tr>
<tr><td colspan="3">EMOTION:</td></tr>
</table>

Wenn Sie von nun an negative Gedanken (oder Gefühle oder Wahrnehmungen) erleben, haben Sie zwei Möglichkeiten: (1) diese zu hinterfragen, indem Sie ein Gedankentagebuch-Arbeitsblatt ausfüllen, oder (2) sie achtsam und wertfrei zu beobachten. Erleben Sie sie einfach als Teil des jetzigen Augenblicks. Wenn Sie in Ihrem Leben regelmäßig Dankbarkeit und Achtsamkeit praktizieren, wird Ihnen das Vorteile bringen (zunächst ganz langsam und allmählich – doch mit der Zeit werden diese positiven Auswirkungen immer deutlicher spürbar sein). Mithilfe Ihrer Gedankentagebuch-Arbeitsblätter können Sie zurückschauen und feststellen, wie weit Sie inzwischen schon gekommen sind.

Hier ein Arbeitsblatt, das Ihnen zeigt, wie Achtsamkeit Ihnen im Kampf gegen Ihre depressive Stimmung helfen kann:

SITUATION:		
EMOTION:		
NEGATIVER AUTOMATISCHER GEDANKE:	BEWEISE, DIE FÜR DIESEN GEDANKEN SPRECHEN:	BEWEISE, DIE GEGEN DIESEN GEDANKEN SPRECHEN:
ALTERNATIVE GEDANKEN:		
EMOTION:		

ACHTSAMKEITSMEDITATION

Als Sarah im Teenageralter mit Ängsten und schweren Depressionen zu kämpfen hatte, schlug ihre Mutter ihr vor, es einmal mit Achtsamkeitsmeditation zu versuchen. Sie erläuterte ihr eine geführte Meditation von dem Wissenschaftler, Schriftsteller und Meditationslehrer Jon Kabat-Zinn. Dr. phil. Kabat-Zinn hat am Medical Center der University of Massachussetts die Achtsamkeitsbasierte Stressreduktion entwickelt und das Center for Mindfulness in Medicine, Health Care, and Society gegründet. Die Meditationsanleitungs-CDs von Dr. Kabat-Zinn haben Sarahs Leben von Grund auf verändert. Mithilfe dieser Anleitungen konnte sie in aller Ruhe ihre Gefühle und Gedanken im Hier und Jetzt beobachten und fühlte sich bald schon viel entspannter als vorher.

»Meditation ist die einzige intentionale, systematische menschliche Aktivität, die im Grunde nicht versucht, sich selbst zu verbessern oder irgendwo anders zu sein, sondern einfach zu erkennen, wo man bereits ist.«

– Jon Kabat-Zinn

Wir empfehlen Ihnen dringend, es einmal mit der Achtsamkeitsmeditation zu versuchen – entweder unter Anleitung oder in eigener Regie. Es gibt viele Bücher und gesprochene Anleitungen, anhand derer Sie diese Meditationsform erlernen können. Außerdem möchten wir Ihnen hier eine Muster-Meditation vorstellen, die Sie jetzt gleich (oder wann immer Sie möchten) ausprobieren können:

Nehmen Sie sich 30 Minuten Zeit, in denen Sie allein und ungestört sind. (Legen Sie Ihr Smartphone beiseite!) Setzen Sie sich an einen Platz, an dem Ihnen warm genug ist und Sie sich sicher und geborgen fühlen. Sie sollten dabei lose, bequeme Kleidung tragen, die Sie in keiner Weise einengt. Fertig? Dann kann's losgehen – und zwar mit den folgenden zehn Schritten:

1. **Finden Sie eine bequeme Position.** Sie können sich auf eine Matte oder Ihr Bett legen, wo auch immer es für Sie am bequemsten ist. Schließen Sie die Augen und atmen Sie einmal tief durch die Nase ein. Halten Sie fünf Sekunden lang den Atem an und atmen Sie dann wieder aus, bis Ihre Lungen völlig geleert sind.
2. **Nehmen Sie sich einen Moment Zeit, um sich bewusst zu machen, dass Sie atmen.** Unsere Atmung ist ein wunderbares Geschenk. Atmen Sie langsam durch die Nase ein und durch den Mund aus. Lassen Sie Ihren Körper bei jedem Ausatmen immer tiefer in die Unterlage hineinsinken.
3. **Achten Sie auf Ihre Füße.** Spüren Sie etwas? Ein Kribbeln, Kälte- oder Wärmegefühl? Wenn Sie nichts spüren, so ist das auch in Ordnung. Lassen Sie Ihre Fersen in die Unterlage sinken.
4. **Achten Sie auf Ihre Beine.** Spüren Sie irgendwelche Wahrnehmungen in den Beinen? Fühlen Sie, wie Ihre Beine immer schwerer werden, während Sie ein- und ausatmen. Dann lenken Sie Ihre Aufmerksamkeit wieder von Ihren Beinen fort und lassen sie in einen noch tieferen Zustand der Entspannung sinken.
5. **Nun richten Sie Ihr Augenmerk auf Ihren Oberbauch.** Spüren Sie, wie Ihr Zwerchfell sich beim Einatmen ausdehnt und beim Ausatmen wieder zusammenzieht, um die Luft auszustoßen. Lockern Sie Ihre Bauchmuskulatur und spüren Sie, wie diese Muskeln bei jedem Ausatmen weicher werden.
6. **Richten Sie Ihr Augenmerk nun auf Ihre Hände.** Ballen Sie sie beim Einatmen zur Faust und lassen Sie sie beim Ausatmen wieder ganz locker. Spüren Sie, wie Ihre Hände allmählich immer schwerer werden.

»Unser Geist beeinflusst die wichtigsten Aktivitäten unseres Gehirns, das dann wiederum alles andere beeinflusst: Wahrnehmung, Kognition, Gedanken und Gefühle, persönliche Beziehungen; all das ist eine Projektion deiner selbst.«

– Deepak Chopra

7. **Nun lenken Sie Ihre Aufmerksamkeit in die Arme hinein.** Spüren Sie irgendetwas in Ihren Armen? Ziehen Sie die Schultern beim Einatmen leicht hoch und lassen Sie sie beim Ausatmen wieder locker, um in einen noch tieferen Zustand der Entspannung hineinzusinken.

FÜNF VORTEILE VON ACHTSAMKEIT

1. **SIE LINDERT STRESS.** Achtsamkeit beruhigt Geist und Körper. Wenn Sie nervös oder innerlich angespannt sind, kann eine Achtsamkeitsmeditation Körper und Geist wieder in einen ruhigeren Zustand versetzen.

2. **SIE ERHÖHT DIE KONZENTRATION.** Achtsamkeit verbessert das Konzentrationsvermögen. Je öfter und länger Sie die Achtsamkeitsmeditation praktizieren, umso besser wird Ihre Konzentration.

3. **SIE FÖRDERT DIE KREATIVITÄT.** Achtsamkeit erhöht unsere Aufmerksamkeit für die negativen Gedanken, die uns an kreativem Denken hindern können. Sobald diese Gedanken Ihnen nicht mehr im Weg stehen, können Sie sich besser auf kreative Ideen konzentrieren.

4. **SIE ERHÖHT DIE EMOTIONALE INTELLIGENZ.** Emotionale Intelligenz ist unsere Fähigkeit, Gefühle bei uns selbst und anderen Menschen zu erkennen, richtig darauf zu reagieren und uns in unseren Gedanken und unserem Verhalten von unserer Wahrnehmung leiten zu lassen. Achtsamkeit verhilft uns dazu, unser eigenes Verhalten besser zu verstehen und angemessener mit komplizierten sozialen Interaktionen umzugehen.

5. **SIE FÖRDERT GÜTE UND MITGEFÜHL.** Auf Forbes.com wird eine Studie der Harvard University zitiert, die beweist, dass Menschen, die regelmäßig meditieren, im Vergleich zu nicht meditierenden Menschen um 50 Prozent mehr Güte und Mitgefühl zeigen.

8. **Und nun achten Sie auf Ihren Hals.** Falls Sie dort eine Anspannung spüren, atmen Sie in Ihren Hals hinein und lassen Sie ihn beim Ausatmen ganz locker werden.
9. **Richten Sie Ihr Augenmerk jetzt auf Ihre Kiefer.** Achten Sie beim Einatmen darauf, ob dort Verspannungen zu spüren sind. Beim Ausatmen entspannen Sie Ihre Kieferregion. Spüren Sie, wie Ihr ganzes Gesicht weich und entspannt wird.
10. **Zum Schluss atmen Sie tief ein und achten dabei auf Ihren ganzen Körper.** Wie fühlt er sich in diesem Augenblick an? Lassen Sie Ihren Körper beim Ausatmen noch tiefer in die Unterlage sinken. Spüren Sie, wie er ganz locker wird und sich entspannt. Sie sind im Hier und Jetzt und werden von Ihrem Körper gehalten. Sie sind sicher und geborgen und werden geliebt. Denken Sie beim Einatmen: »Ich bin sicher und geborgen«, und beim Ausatmen: »Ich werde geliebt«.

Wie fühlen Sie sich nach diesem Körperscan? Schreiben Sie die Gedanken, Gefühle oder körperlichen Wahrnehmungen, die nach dieser Achtsamkeitsmeditation in Ihnen aufgestiegen sind, in die unten stehenden Leerzeilen:

____

____

____

____

____

____

____

____

____

____

____

ACHTSAME BEOBACHTUNG

Fällt Ihnen das Meditieren schwer? Hier noch eine weitere Übung, die Sie ausprobieren können, um achtsamer zu werden. Sie nennt sich »Achtsame Beobachtung«. Sie können Sie zu Hause oder auf der Busfahrt zur Arbeit praktizieren – oder einfach nur, während Sie die Straße entlanggehen. Wo auch immer Sie sich gerade befinden: Sie können jederzeit mit dieser Technik arbeiten. Sie besteht aus folgenden vier Schritten:

1. **Wählen Sie ein Objekt, auf das Sie sich konzentrieren möchten, egal wo Sie gerade sind.** Das könnte zum Beispiel ein Stück Papier, ein Grashalm oder eine Wolke am Himmel sein. Welches Objekt Sie ausgewählt haben, spielt keine Rolle. Sie nutzen es lediglich als Kristallisationspunkt für Ihre Aufmerksamkeit. Konzentrieren Sie sich eine Minute lang auf dieses Objekt.

2. **Beobachten Sie das Objekt in seinem Umfeld.** Versuchen Sie, sich zu entspannen, während Sie beobachten, was dieses Objekt tut oder nicht tut. Vielleicht bleibt es die ganze Zeit über bewegungslos, oder es bewegt sich im Wind.

3. **Und nun betrachten Sie dieses Objekt so, als hätten Sie es noch nie gesehen.** Schauen Sie sich jede Ecke und Kante, jedes Detail genau an. Was fällt Ihnen dabei auf? Weist das Objekt irgendwelche Muster oder Farben auf? Gibt es sonst noch irgendetwas Beachtenswertes daran?

4. **Denken Sie darüber nach, welchem Zweck dieses Objekt in der Welt dient.** Was tut es, was bringt es uns Menschen?

Wenn Ihre Gedanken rasen und Sie sich auf nichts konzentrieren können, ist diese Übung eine wunderbare Methode, Ihr Gehirn »neu zu starten«. Hat sie Ihnen geholfen? Sind Sie jetzt konzentrierter? Können Sie wieder klarer denken? Welche Gefühle hat diese Übung in Ihnen ausgelöst? Welches Objekt haben Sie dazu ausgewählt? Schreiben Sie Ihre Antworten in die unten stehenden Leerzeilen:

____

____

____

Es ist völlig normal, dass Ihre Gedanken hin und wieder abschweifen, wenn Sie Achtsamkeit praktizieren und meditieren. Das ist nur menschlich! Lenken Sie Ihre Aufmerksamkeit dann einfach wieder auf den jetzigen Augenblick zurück.

Zusammenfassung

Wir hoffen, Sie hatten im Rahmen dieses Kapitels Gelegenheit, Dankbarkeit und Achtsamkeit zu praktizieren, und haben die Erfahrung gemacht, wie Ihnen das in Ihrem täglichen Leben weiterhelfen kann. Mit den Informationen in diesem Kapitel verfügen Sie über alle Werkzeuge, die Sie brauchen, um diese beiden Techniken jederzeit und an jedem Ort praktizieren zu können. Sie können diese Übungen nach Bedarf machen, wenn Sie einen schnellen Motivationsschub brauchen, sie aber auch zusammen mit Ihren KVT-Techniken in Ihr Alltagsleben integrieren – eine sehr wirkungsvolle Kombination! Sie brauchen sich keine Gedanken darüber zu machen, was in der Vergangenheit passiert ist oder was die Zukunft bringen wird. Sie sind jetzt hier. Seien Sie dankbar für die erstaunliche Tatsache, dass Sie atmen. Was hat dieses Kapitel Ihnen für Erkenntnisse gebracht? Schreiben Sie diese Einsichten in die unten stehenden Leerzeilen:

Hausaufgabe

Falls Sie noch nicht damit angefangen haben, ein Dankbarkeitstagebuch zu führen, sollten Sie das diese Woche einmal probieren. Dazu brauchen Sie sich nicht unbedingt ein schickes Tagebuch mit Blümchen- oder Ledereinband zu kaufen. Ein einfaches Notizbuch reicht völlig aus. Überlegen Sie, um welche Uhrzeit Sie sich jeden Tag fünf bis zehn Minuten Zeit nehmen können, um etwas hineinzuschreiben. Tragen Sie jeden Tag mindestens eine Sache in Ihr Tagebuch ein, für die Sie dankbar sind – natürlich dürfen es auch gerne mehr sein! Am Ende der Woche denken Sie darüber nach, welche Gefühle dieses regelmäßige Tagebuchführen in Ihnen ausgelöst hat:

SCHLUSSWORT

SIE SCHAFFEN ES!

Etwas zu beenden, ist Sarah noch nie besonders leichtgefallen. Deshalb wollen wir dieses Kapitel nicht als Ende, sondern lieber als Anfang betrachten – als Start in ein besseres Leben. Falls Ihnen dieses Buch überhaupt irgendeine Erkenntnis vermittelt hat, so ist es hoffentlich folgende: Sie können mit diesen zehn Schritten Ihre Depression überwinden. Vielleicht fühlen Sie sich von all dem, was Sie in diesem Arbeitsbuch gelernt und geübt haben, noch ein bisschen überwältigt; doch wenn Sie eine Gedächtnisauffrischung brauchen, können Sie jederzeit in einem der zehn Kapitel nachlesen.

Vielleicht werden Sie immer wieder einmal eine depressive Episode erleben; doch das bedeutet nicht, dass mit Ihnen etwas nicht »stimmt«. Es ist völlig normal, in so einer Situation frustriert zu sein und nicht zu wissen, was man tun soll. Dazu haben Sie ja schließlich dieses Arbeitsbuch gekauft: Es soll Ihnen leicht durchführbare Maßnahmen vermitteln, die Sie ergreifen können, um diese trostlosen Zeiten zu überstehen – auch wenn Sie manchmal am liebsten das Handtuch werfen würden. Eine Depression lässt Sie glauben, dass es keinen Ausweg aus diesen düsteren Gedanken und Gefühlen gibt. Doch das ist eine kognitive Verzerrung.

Je häufiger Sie KVT, Achtsamkeit und die anderen in diesem Arbeitsbuch beschriebenen Strategien praktizieren, umso deutlicher werden Sie solche Verzerrungen erkennen und diese Gedanken durch realistischere ersetzen – und dann wird es Ihnen gleich ein bisschen besser gehen. Negative Denkmuster zu verändern, ist schwierig, aber nicht unmöglich. Sie *haben* die Fähigkeit dazu. Jetzt kennen Sie alle Strategien, die Sie brauchen, um sich Ziele zu setzen; und wenn Sie sich um die Erreichung Ihrer Meilensteine bemühen und sich konsequent dafür zur Rechenschaft ziehen, können Sie alles erreichen, was Sie sich vorgenommen haben.

Denken Sie daran: Manchmal kann eine Depression ganz schön heimtückisch sein. Also gehen Sie nicht zu streng mit sich ins Gericht, wenn Sie merken, dass Sie mitten in einer depressiven Episode stecken, ohne diese vorausgesehen zu haben. Das ist das Gemeine an einer Depression: Sie kommt ohne jede Vorwarnung. Füllen Sie ruhig von Zeit zu Zeit den Patientenfragebogen auf den Seiten 17 und 18 aus, um herauszufinden, in welchem Bereich der Depressionsskala Sie sich gerade befinden, wenn Ihnen Anzeichen für eine Depression auffallen. Doch das Wichtigste ist, daran zu denken, dass Sie nicht an Ihrer Depression schuld sind; und Sie sind deshalb auch keineswegs willensschwach oder verrückt. Depressiven Menschen haftet in unserer Gesellschaft nach wie vor ein Stigma an – als würden sie einfach »alles dramatisieren« oder als sei es ihre eigene Entscheidung, depressiv zu sein. Doch das ist schlicht und einfach nicht wahr. Deshalb wollen wir Ihnen an dieser Stelle noch einmal klar und deutlich sagen, dass Sie Ihre Depression nicht selbst herbeigeführt haben.

Wir hoffen, dass es Ihnen Spaß macht, sich in Ihren neuer worbenen KVT-Fähigkeiten zu üben. Die KVT ist eine bewährte Behandlungsmethode für Depressionen, die Ihnen bei der Bewältigung schwieriger Lebenserfahrungen helfen kann. Ihnen werden zwangsläufig immer wieder automatische Gedanken kommen; doch mithilfe Ihrer KVT-Strategien können Sie erkennen, welche kognitive Verzerrung dahintersteckt, und ein Gedankentagebuch führen, um besser mit Ihren Gedanken und Gefühlen umgehen zu können. Das Gedankentagebuch ist vielleicht sogar die wirksamste Strategie, die Sie in diesem Arbeitsbuch kennengelernt haben. Wenn Sie konsequent damit arbeiten, werden Ihnen kognitive Verzerrungen in Ihrem Denken bald automatisch auffallen und Sie werden sie sofort durch ausgewogenere, rationalere Gedanken ersetzen. Dadurch können Sie depressive Episoden leichter überwinden und werden sich auch sonst ausgeglichener fühlen. Wahrscheinlich wird Ihre Stimmung sich dadurch deutlich verbessern und Sie werden besser mit den Herausforderungen des Lebens zurechtkommen.

Sie *können* das schaffen. Also werden Sie aktiv und überwinden Sie Ihren inneren Schweinehund! Selbst wenn Sie keine Lust zu den Übungen in diesem Buch haben – schieben Sie sie nicht auf die lange Bank. Schließlich wollen Sie erreichen, dass es Ihnen wieder besser geht. Sie brauchen nichts perfekt zu machen. Wir neigen immer dann zur »Aufschieberitis«, wenn wir Angst vor etwas haben – aber es gibt nichts, wovor Sie sich zu fürchten brauchen. Es *gibt* ein Licht am Ende des Tunnels. Ängste gehören zum Leben dazu, doch diese Ängste brauchen nicht Ihr Leben zu bestimmen. Sie haben inzwischen Strategien kennengelernt, mit deren Hilfe Sie Ihren Ängsten ins Auge sehen können; und Sie wissen, dass Sie mehr Selbstbewusstsein gewinnen, wenn Sie den Dingen, vor denen Sie sich fürchten, entschlossen entgegentreten. Wenn Sie glauben, etwas nicht zu können, beobachten Sie diesen Gedanken einfach und ziehen Sie das, was Sie sich vorgenommen haben, trotzdem durch. Mit anderen Worten: Auch wenn Ihre innere Stimme Ihnen sagt, dass Sie etwas nicht können, brauchen Sie sich davon nicht unterkriegen zu lassen. Tun Sie es einfach trotzdem!

Eine gesunde Lebensweise, zu der eine vernünftige Ernährung und regelmäßige körperliche Aktivität gehört, wird Ihre Stimmung und Ihre Lebensqualität verbessern. Wenn Ihr Körper gesund ist, fühlt sich auch Ihre Seele wohler. Das bedeutet noch lange nicht, dass Sie jetzt zum Fitnessfanatiker werden müssen. Gewöhnen Sie sich einfach an, an ein paar Tagen pro Woche in flottem Tempo spazieren zu gehen, und weiten Sie Ihr Trainingsprogramm dann allmählich immer mehr aus. Und wenn Sie schon dabei sind, sollten Sie auch regelmäßig Achtsamkeitsübungen machen, denn auch Ihr Gehirn braucht Training! Achtsamkeit und Dankbarkeit zu praktizieren, kann Ihnen bei der Überwindung einer Depression eine große Hilfe sein. Wenn Sie in depressiver Stimmung sind, fällt es Ihnen vielleicht schwer, in der Gegenwart zu bleiben oder für den jetzigen Augenblick dankbar zu sein. Doch Achtsamkeit hilft uns, offen und aufmerksam zu bleiben und uns auf das Hier und Jetzt zu konzentrieren. Außerdem können Sie sich dadurch Ihre Gedanken, Gefühle und Wahrnehmungen bewusst machen, ohne sie zu bewerten. Ein Dankbarkeitstagebuch ist eine wunderbare Erinnerung an all die wunderbaren Dinge in Ihrem Leben; dadurch werden Sie optimistischer und es fällt Ihnen leichter, positiv zu denken. Beides kann Sie aus Ihrer Depression herausholen.

Denken Sie daran: Es gibt Hoffnung! Hoffnung hält uns am Leben. Sie können in depressiver Stimmung sein und inmitten all dieser Düsternis doch wissen, dass es Hoffnung gibt. Vielleicht wissen Sie momentan noch nicht, wie es weitergehen soll – aber es *wird* weitergehen. Immer wenn Sie gerade besonders down sind, sollten Sie sich ins Gedächtnis rufen, dass es eine Lösung gibt – Sie haben sie nur noch nicht gefunden. Manchmal liegt diese Lösung nicht auf der Hand; doch wenn Sie immer weiter nach einer Möglichkeit suchen, Ihr Problem zu bewältigen, werden Sie sie irgendwann erkennen. Denken Sie daran, professionelle Hilfe zu suchen, falls die Strategien in diesem Buch Ihnen nicht weiterhelfen oder Ihre Symptome sich verschlimmern sollten.

Wir hoffen, dass Sie aus diesem Arbeitsbuch eine Menge gelernt haben. Bei der Arbeit daran hat Sarah sich an die vielen Dinge erinnert, die ihr helfen, wenn sie wieder mal mit einer Depression zu kämpfen hat. Als wir all die verschiedenen Bewältigungsmöglichkeiten, die dieses Buch beschreibt, noch einmal gemeinsam durchgingen, hat uns das mit einem Gefühl echter Hoffnung erfüllt. Genau diese Hoffnung möchten wir auch Ihnen vermitteln. Also wollen wir uns nun ein paar Sekunden Zeit nehmen, die Augen schließen, tief einatmen und beim Ausatmen »Danke« sagen.

Danke, dass Sie dieses Buch gelesen haben. Danke, dass Sie sich gemeinsam mit uns auf diese Reise begeben haben. Wir wünschen Ihnen in Ihrer depressiven Phase Frieden und Heilung. Sie sind stärker, als Sie glauben.

INFORMATIONSQUELLEN UND LITERATUREMPFEHLUNGEN

Falls Sie befürchten, Sie könnten sich etwas antun, rufen Sie bitte die Telefonseelsorge an (www.telefonseelsorge.de; kostenlose Rufnummer 0800-111 0 111 oder 0800-111 0 222, rund um die Uhr erreichbar). Auch der Sozialpsychiatrische Dienst ist eine wichtige Anlaufstelle für Menschen in psychischer Not. Die Mitarbeiter können Sie beraten und Ihnen Hilfsangebote aufzeigen. Den für Sie zuständigen Sozialpsychiatrischen Dienst finden Sie im Internet.

In Österreich erreichen Sie die Telefonseelsorge unter der Notrufnummer 142 und auf www.telefonseelsorge.at.

In der Schweiz finden Sie Hilfe unter der Nummer 143 und auch unter https://www.143.ch/ und https://www.wie-gehts-dir.ch/de/adressen-und-angebote/ich-suche-unterstuetzung.

Im Notfall sollten Sie sich unverzüglich in die Notaufnahme des nächstgelegenen Krankenhauses begeben und um Hilfe nachsuchen.

Hilfreiche Webseiten

Auf folgenden Webseiten können Sie einen Psychotherapeuten finden:

DEUTSCHLAND:

https://www.psychotherapiesuche.de/

https://psych-info.de/

https://www.bptk.de/service/therapeutensuche.html

https://www.deutschepsychotherapeutenvereinigung.de/nc/patienten/psychotherapeutensuche/

https://www.therapie.de/psychotherapie/

ÖSTERREICH:

https://www.psychotherapie.at/patientinnen/psychotherapeutinnen-suche

https://www.psyonline.at/

SCHWEIZ:

https://www.psychologie.ch/psychologie/psychologinnen-verzeichnis/psychologinnen-verzeichnis/

https://www.therapievermittlung.ch/therapeutinnen-suche/

Bücher

Achor, Shawn. *Before Happiness: The 5 Hidden Keys to Achieving Success, Spreading Happiness, and Sustaining Positive Change.* New York: Crown Business, 2013

Beck, Aaron T. *Kognitive Therapie der Persönlichkeitsstörungen.* Weinheim: Beltz, 1999

Bourne, Edmund. *Arbeitsbuch Ängste & Phobien.* München: Arkana, 2008

Burns, David D. *Feeling Good: Depressionen überwinden, Selbstachtung gewinnen: Sich wieder wohlfühlen lernen.* Paderborn: Junfermann Verlag, 2006

Ellis, Keith. *The Magic Lamp: Goal Setting for People Who Hate Setting Goals.* New York: Three Rivers Press, 1998

Holiday, Ryan. *Das Hindernis ist der Weg: Mit der Philosophie der Stoiker zum Triumph.* Freiburg i. Br.: Herder, 2017

Jeffers, Susan. *Selbstvertrauen gewinnen: Die Angst vor der Angst verlieren.* München: Kösel-Verlag, 2017

Kabat-Zinn, Jon. *Im Alltag Ruhe finden: Meditationen für ein gelassenes Leben.* München: Knaur MensSana TB, 2015

McKay, Matthew, Jeffrey C. Wood und Jeffrey Brantley. *Starke Emotionen meistern: Dialektische Verhaltenstherapie in der Praxis.* Paderborn: Junfermann Verlag, 2008

Peck, M. Scott. *Der wunderbare Weg: Eine neue spirituelle Psychologie.* München: Goldmann, 2004

Rego, Simon A. *Treatment Plans and Interventions for Obsessive-Compulsive Disorder.* Treatment Plans and Interventions for Evidence-Based Psychotherapy. New York: Guilford Press, 2016

Ruiz, Don Miguel. *Die vier Versprechen: Ein Weg zur Freiheit und Würde.* Berlin: Ullstein, 2006

Shanahan, Catherine. *Zellnahrung: Warum unsere Gene natürliche Lebensmittel brauchen.* München: riva, 2018

REFERENZEN

EINFÜHRUNG

Depression and Bipolar Support Alliance. »Depression Statistics.« Aufgerufen am 16. September 2017. http://www.dbsalliance.org/site/PageServer?pagename=education_statistics_depression

Kessler, R. C. »Epidemiology of Women and Depression.« *Journal of Affective Disorders* 74, Nr. 1 (März 2003): 5–13. https://www.ncbi.nlm.nih.gov/pubmed/12646294

National Institute of Mental Health. »Major Depression Among Adolescents.« Aufgerufen am 16. September 2017. https://www.nimh.nih.gov/health/statistics/prevalence/major-depression-among-adolescents.shtml

National Institute of Mental Health. »Major Depression Among Adults.« Aufgerufen am 16. September 2017. https://www.nimh.nih.gov/health/statistics/prevalence/major-depression-among-adults.shtml

Son, Sung E. und Jeffrey T. Kirchner. »Depression in Children and Adolescents.« *American Family Physician* 62, Nr. 10 (15. November 2000): 2297–2308. http://www.aafp.org/afp/2000/1115/p2297.html

Weltgesundheitsorganisation. »Depression.« Zuletzt geändert Februar 2017. http://www.who.int/mediacentre/factsheets/fs369/en

SCHRITT 1: WAS IST EINE DEPRESSION?

Aaron T. Beck Psychopathology Research Center. »Mission and History.« Aufgerufen am 23. August 2017. https://aaronbeckcenter.org/about/mission-and-history

Beck Institute. »Beck Scales.« Aufgerufen am 10. Oktober 2017. https://www.beckinstitute.org/get-informed/tools-and-resources/professionals/patient-assessment-tools

Bressert, Steve. »Depression Symptoms (Major Depressive Disorder).« PsychCentral. Aufgerufen am 23. August 2017. https://psychcentral.com/disorders/depression/depression-symptoms-major-depressive-disorder

Harvard Health Publishing. »What Causes Depression?« Aufgerufen am 5. September 2017. https://www.health.harvard.edu/mind-and-mood/what-causes-depression

International Bipolar Foundation. »About Bipolar Disorder.« Aufgerufen am 23. August 2017. http://ibpf.org/about-bipolar-disorder

Ko, Jean Y., Karilynn M. Rockhill, Van T. Tong, Brian Morrow und Sherry L. Farr. »Trends in Postpartum Depressive Symptoms – 27 States, 2004, 2008, and 2012.« *Morbidity and Mortality Weekly Report* 66, Nr. 6 (17. Februar 2017): 153–158. doi: http://dx.doi.org/10.15585/mmwr.mm6606a1

Mayo Clinic Staff. »Adult Attention-Deficit/Hyperactivity Disorder (ADHD).« 15. August 2017. http://www.mayoclinic.org/diseases-conditions/adult-adhd/symptoms-causes/syc-20350878

Mayo Clinic Staff. »Anxiety Disorders.« 16. August 2017. http://www.mayoclinic.org/diseases-conditions/anxiety/symptoms-causes/syc-20350961

Mayo Clinic Staff. »Attention-Deficit/Hyperactivity Disorder (ADHD) in Children.« 16. August 2017. http://www.mayoclinic.org/diseases-conditions/adhd/symptoms-causes/syc-20350889

Mayo Clinic Staff. »Persistent Depressive Disorder (Dysthymia).« 8. August 2017. http://www.mayoclinic.org/diseases-conditions/persistent-depressive-disorder/symptoms-causes/dxc-20166596

Mayo Clinic Staff. »Postpartum Depression.« 11. August 2017. http://www.mayoclinic.org/diseases-conditions/postpartum-depression/basics/causes/con-20029130

Mayo Clinic Staff. »Seasonal Affective Disorder (SAD).« 12. September 2014. http://www.mayoclinic.org/diseases-conditions/seasonal-affective-disorder/basics/definition/con-20021047

National Institute of Mental Health. »Bipolar Disorder.« Aufgerufen am 23. August 2017. https://www.nimh.nih.gov/health/publications/bipolar-disorder/index.shtml

National Institute of Mental Health. »Panic Disorder: When Fear Overwhelms.« Aufgerufen am 23. August 2017. https://www.nimh.nih.gov/health/publications/panic-disorder-when-fear-overwhelms/index.shtml

National Institute of Mental Health. »Postpartum Depression Facts.« Aufgerufen am 23. August 2017. https://www.nimh.nih.gov/health/publications/postpartum-depression-facts/index.shtml

National Institute of Mental Health. »Seasonal Affective Disorder.« Aufgerufen am 23. August 2017. https://www.nimh.nih.gov/health/topics/seasonal-affective-disorder/index.shtml

Sarkis, Stephanie A. »CBT for ADHD: Interview with Mary Solanto, Ph.D.« *Psychology Today*. 11. Oktober 2012. https://www.psychologytoday.com/us/blog/here-there-and-everywhere /201210/cbt-adhd-interview-mary-solanto-phd

U.S. Department of Veterans Affairs. »PTSD: National Center for PTSD.« Zuletzt geändert 13. August 2015. https://www.ptsd.va.gov/public/problems/depression-and-trauma.asp

WebMD. »Depression: Recognizing the Physical Signs.« Aufgerufen am 23. August 2017. https://www.webmd.com/depression/physical-symptoms

WebMD. »Types of Depression.« Aufgerufen am 23. August 2017. https://www.webmd.com/depression/guide/depression-types#2-3

SCHRITT 2: STARTEN SIE IN IHRE THERAPIE!

Beck Institute. »Cognitive Model.« Aufgerufen am 23. August 2017. https://www.beckinstitute.org/cognitive-model

Beck Institute. »History of Cognitive Behavior Therapy.« Aufgerufen am 23. August 2017. https://www.beckinstitute.org/about-beck/our-history/history-of-cognitive-therapy

Beck, Judith. »The Basic Principles of Cognitive Behavior Therapy.« PsychCentral. 13. Dezember 2011. https://pro.psychcentral.com/the-basic-principles-of-cognitive-behavior-therapy/00659.html

Brownback, Mason and Associates. »10 Principles of Cognitive Behavioral Therapy (CBT).« Aufgerufen am 23. August 2017. http://brownbackmason.com/articles/10-principles-of-cognitive-behavioral-therapy-cbt

EMDR Institute, Inc. »What is EMDR?« Aufgerufen am 28. August 2017. http://www.emdr.com/what-is-emdr

Grohol, John M. »15 Common Cognitive Distortions.« PsychCentral. 17. Mai 2016. https://psychcentral.com/lib/15-common-cognitive-distortions

Martin, Ben. »In-Depth: Cognitive Behavioral Therapy.« PsychCentral. 17. Mai 2016. https://psychcentral.com/lib/in-depth-cognitive-behavioral-therapy

National Alliance on Mental Illness. »Psychotherapy.« Aufgerufen am 23. August 2017. https://www.nami.org/Learn-More/Treatment/Psychotherapy

National Health Service. »Cognitive Behavioural Therapy (CBT).« Aufgerufen am 23. August 2017. http://www.nhs.uk/conditions/Cognitive-behavioural-therapy/Pages/Introduction.aspx

National Institute of Mental Health. »Borderline Personality Disorder.« Zuletzt geändert August 2016. https://www.nimh.nih.gov/health/topics/borderline-personality-disorder/index.shtml

RTI International. »Cognitive Behavioral Therapy Can Be as Effective as Second-Generation Antidepressants to Treat Major Depressive Disorder.« ScienceDaily. 9. Dezember 2015. https://www.sciencedaily.com/releases/2015/12/151209144936.htm

WebMD. »Dialectical Behavioral Therapy.« Aufgerufen am 23. August 2017. https://www.webmd.com/mental-health/dialectical-behavioral-therapy#1

SCHRITT 3: ERKENNEN SIE IHRE PROBLEMBEREICHE

Greenberg, Melanie. »10 Scientific Reasons You're Feeling Depressed.« Psychology Today. 12. November 2014. https://www.psychologytoday.com/blog/the-mindful-self-express/201411/10-scientific-reasons-you-re-feeling-depressed

Jang, Yuri, William E. Haley, Brent J. Small und James A. Mortimer. »The Role of Mastery and Social Resources in the Associations Between Disability and Depression in Later Life.« Gerontologist 42, Nr. 6 (1. Dezember 2002): 807–813. doi: https://doi.org/10.1093/geront/42.6.807

Krull, Erika. »Depression and Letting Go of Negative Thoughts.« PsychCentral. 17. Mai 2016. https://psychcentral.com/lib/depression-and-letting-go-of-negative-thoughts

Krull, Erika. »Replacing Your Negative Thoughts.« PsychCentral. 17. Mai 2016. https://psychcentral.com/lib/replacing-your-negative-thoughts

Lin, Carrie Elizabeth. »Putting Your Thoughts on Trial: How to Use CBT Thought Records.« International Bipolar Foundation. Aufgerufen am 23. August 2017. http://www.ibpf.org/blog/putting-your-thoughts-trial-how-use-cbt-thought-records

Myers, Wyatt. »Depression: How to Challenge Negative Thinking.« Everyday Health. Zuletzt geändert am 6. August 2012. https://www.everydayhealth.com/hs/major-depression/how-to-challenge-negative-thinking-from-depression

Pressman, Sarah D., Karen A. Matthews, Sheldon Cohen, Lynn M. Martire, Michael Scheier, Andrew Baum und Richard Schulz. »Association of Enjoyable Leisure Activities with Psychological and Physical Well-Being.« Psychosomatic Medicine 71, Nr. 7 (September 2009): 725–732. doi: 10.1097/PSY.0b013e3181ad7978

Rodriguez, Tori. »Negative Emotions Are Key to Well-Being.« Scientific American. 1. Mai 2013. https://www.scientificamerican.com/article/negative-emotions-key-well-being

WebMD. »Symptoms of Depression.« Aufgerufen am 23. August 2017. https://www.webmd.com /depression/guide/detecting-depression#1

SCHRITT 4: ENTWICKELN SIE EINEN PLAN

Grohol, John M. »What Is Catastrophizing?« PsychCentral. 17. Mai 2016. https://psychcentral.com/lib/what-is-catastrophizing

Hall, Karyn. »Overcoming Obstacles.« Psychology Today. 12. Mai 2016. https://www.psychologytoday.com/blog/pieces-mind/201605/overcoming-obstacles

University of Michigan Depression Center. Goal-Setting Worksheet. Ann Arbor, MI: University of Michigan Depression Center, 2010. http://www.depressiontoolkit.org/download/Goal-settingWorksheet.pdf

Vilhauer, Jennice. »4 Steps to Finally Accomplish Those Goals You Keep Setting.« Psychology Today. 29. Juni 2017. https://www.psychologytoday.com/us/blog/living-forward/201706 /4-steps-finally-accomplish-those-goals-you-keep-setting

SCHRITT 5: NEGATIVE DENKMUSTER ERKENNEN UND VERSTEHEN

Centre for Clinical Interventions. Improving Self-Esteem. Module 8: Developing Balanced Core Beliefs. CCI Health. Aufgerufen am 23. August 2017. http://www.cci.health.wa.gov.au/docs /SE_Module%208_July%2005.pdf.

Harteneck, Patricia. »7 Ways to Deal with Negative Thoughts.« Psychology Today. 29. September 2015. https://www.psychologytoday.com/blog/women-s-mental-health-matters/201509/7-ways-deal-negative-thoughts

Minden, Joel. »Prove It: Overcome Negative Thinking with Targeted Action.« Psychology Today. 3. April 2017. https://www.psychologytoday.com/us/blog/cbt-and-me/201704 / prove-it-overcome-negative-thinking-targeted-action

Psychology Today. »Internal Family Systems Therapy.« Aufgerufen am 23. August 2017. https://www.psychologytoday.com/therapy-types/internal-family-systems-therapy

SCHRITT 6: NEGATIVE DENKMUSTER DURCHBRECHEN

Anderson, Jennifer. »5 Get-Positive Techniques from Cognitive Behavioral Therapy.« Everyday Health. Zuletzt geändert 12. Juni 2014. https://www.everydayhealth.com/hs/major-depression-living-well/cognitive-behavioral-therapy-techniques

Cognitive Therapy Guide. »How to Do a Thought Review.« CognitiveTherapyGuide.org. Zuletzt geändert am 1. März 2017. http://www.cognitivetherapyguide.org/thought-review-thought-record.htm

Fredrickson, Barbara L., Michael A. Cohn, Kimberly A. Coffey, Jolynn Pek und Sandra M. Finkel. »Open Hearts Build Lives: Positive Emotions, Induced Through Loving-Kindness Meditation, Build Consequential Personal Resources.« Journal of Personality and Social Psychology 95, Nr. 5 (November 2008): 1045–1062. doi: 10.1037/a0013262

Fredrickson, Barbara L. »Positive Emotions Broaden and Build.« In: Advances in Experimental Social Psychology, Bd. 47, hrsg. Patricia Devine und Ashby Plant, 1–53. Burlington, MA: Academic Press, 2013.

Jordan, Rob. »Stanford Researchers Find Mental Health Prescription: Nature.« Stanford News. 30. Juni 2015. http://news.stanford.edu/2015/06/30/hiking-mental-health-063015

Lin, Carrie Elizabeth. »Putting Your Thoughts on Trial: How to Use CBT Thought Records.« International Bipolar Foundation. Aufgerufen am 23. August 2017. http://www.ibpf.org/blog/putting-your-thoughts-trial-how-use-cbt-thought-records

Mayo Clinic Staff. »Depression and Anxiety: Exercise Eases Symptoms.« 27. September 2017. http://www.mayoclinic.org/diseases-conditions/depression/in-depth/depression-and-exercise/art-20046495

Mayo Clinic Staff. »Positive Thinking: Stop Negative Self-Talk to Reduce Stress.« 18. Februar 2017. http://www.mayoclinic.org/healthy-lifestyle/stress-management/in-depth/positive-thinking/art-20043950

RN Central. »100 Positive-Thinking Exercises that Will Make Any Patient Healthier & Happier.« 12. Oktober 2009. http://www.rncentral.com/nursing-%20library/careplans /100_positive_thinking_exercises_to_incorporate_into_your_life

SCHRITT 7: STRATEGIEN GEGEN »AUFSCHIEBERITIS«

Boyes, Alice. »6 Tips for Overcoming Anxiety-Related Procrastination.« Psychology Today. 13. März 2013. https://www.psychologytoday.com/blog/in-practice/201303/6-tips-overcoming-anxiety-related-procrastination

Cirillo Company. »The Pomodoro Technique.« Aufgerufen am 28. August 2017. https://cirillocompany.de/pages/pomodoro-technique

Develop Good Habits. »155 Ways to Reward Yourself for Completing a Goal or Task.« Aufgerufen am 28. August 2017. https://www.developgoodhabits.com/reward-yourself

Ethridge, Maggie May. Atmospheric Disturbances: Scenes From a Marriage. Bronx, NY: Shebooks, 2014

Heshmat, Shahram. »The 5 Most Common Reasons We Procrastinate.« Psychology Today. 17. Juni 2016. https://www.psychologytoday.com/blog/science-choice/201606/the-5-most-common-reasons-we-procrastinate

O'Brien, Ed. »Stop Putting Off Fun for After You Finish All Your Work.« Harvard Business Review. 7. Juli 2017. https://hbr.org/2017/07/stop-putting-off-fun-for-after-you-finish-all-your-work

SCHRITT 8: WERDEN SIE AKTIV UND BIETEN SIE IHREN ÄNGSTEN DIE STIRN

Clark, William R. »Is Our Tendency to Experience Fear and Anxiety Genetic?« Scientific American. Aufgerufen am 28. August 2017. https://www.scientificamerican.com/article/is-our-tendency-to-experi

GoodTherapy.org. »Exposure Therapy.« Zuletzt geändert am 3. Juli 2015. https://www.goodtherapy.org/learn-about-therapy/types/exposure-therapy

Hyman, Ira. «Controlling My Intrusive Thoughts.« Psychology Today. 20. Oktober 2014. https://www.psychologytoday.com/blog/mental-mishaps/201410/controlling-my-intrusive-thoughts

Layton, Julia. »How Fear Works.« How Stuff Works. Aufgerufen am 28. August 2017. http://science.howstuffworks.com/life/inside-the-mind/emotions/fear.htm

Mayo Clinic Staff. »Specific Phobias.« 19. Oktober 2016. https://www.mayoclinic.org /diseases-conditions/specific-phobias/diagnosis-treatment/drc-20355162

Psychology Today. »Prolonged Exposure Therapy.« Aufgerufen am 28. August 2017. https://www.psychologytoday.com/therapy-types/prolonged-exposure-therapy

Shpancer, Noam. »Overcoming Fear: The Only Way Out Is Through.« Psychology Today. 20. September 2010. https://www.psychologytoday.com/us/blog/insight-therapy/201009/overcoming-fear-the-only-way-out-is-through

Society for the Psychology of Women. »Mary Cover Jones.« Aufgerufen am 26. Oktober 2017. http://www.apadivisions.org/division-35/about/heritage/mary-jones-biography.aspx

SCHRITT 9: ENTWICKELN SIE GESUNDE LEBENSGEWOHNHEITEN

Archer, Dale. »Vitamin D Deficiency and Depression.« Psychology Today. 11. Juli 2013. https://www.psychologytoday.com/blog/reading-between-the-headlines/201307/vitamin-d-deficiency-and-depression

Borchard, Therese. »8 Foods that Boost Your Mood.« Everyday Health. Zuletzt geändert am 12. Juli 2016. https://www.everydayhealth.com/columns/therese-borchard-sanity-break/8-foods-that-boost-your-mood

Domonell, Kristen. »Why Endorphins (and Exercise) Make You Happy.« CNN. 13. Januar 2016. http://www.cnn.com/2016/01/13/health/endorphins-exercise-cause-happiness/index.html

Goldhill, Olivia. »The Perfect Breakfast for People with Depression.« Quartz. 17. Juli 2016. https://qz.com/734307/the-perfect-breakfast-for-people-with-depression

Greger, Michael. »Eating Greens Can Fight the Blues: Common Vegetables Help Your Brain Defend Against Depression.« Daily Mail. 1. März 2016. http://www.dailymail.co.uk/health/article-3472295/Eating-greens-fight-blues-Common-vegetables-help-brain-defend-against-depression.html

Mayo Clinic. »What Are Omega-3 Fatty Acids From Fish Oil?« 4. August 2016. http://www.mayoclinic.org/what-are-omega-3-fatty-acids-from-fish-oil/art-20232583

Mayo Clinic Staff. »Depression and Anxiety: Exercise Eases Symptoms.« 27. September 2017. http://www.mayoclinic.org/diseases-conditions/depression/in-depth/depression-and-exercise/art-20046495

Mayo Clinic Staff. »Exercise: 7 Benefits of Regular Physical Activity.« 13. Oktober 2016. http://www.mayoclinic.org/healthy-lifestyle/fitness/in-depth/exercise/art-20048389

Medina, Lily. »Bananas & Depression.« Livestrong.com. Zuletzt geändert am 14. August 2017. https://www.livestrong.com/article/164617-bananas-depression

Migala, Jessica. »8 Ways to Follow the Mediterranean Diet for Better Health.« Eating Well. Aufgerufen am 1. September 2017. http://www.eatingwell.com/article/16372/8-ways-to-follow-the-mediterranean-diet-for-better-health

Narins, Elizabeth. »11 Ways to Instantly Boost Your Endorphins.« Cosmopolitan. 21. August 2014. http://www.cosmopolitan.com/health-fitness/advice/a30333/ways-to-boost-your-endorphins

Penckofer, Sue, Joanne Kouba, Mary Byrn und Carol Estwing Ferrans. »Vitamin D and Depression: Where Is All the Sunshine?« Issues in Mental Health Nursing 31, Bd. 6 (Juni 2010): 385–393. doi: 10.3109/01612840903437657

Physicians Committee for Responsible Medicine. »How Fiber Helps Protect Against Cancer.« Aufgerufen am 1. September 2017. http://www.pcrm.org/health/cancer-resources/diet-cancer/nutrition/how-fiber-helps-protect-against-cancer

Stein, Traci. »Depression Won't Go Away? Folate Could Be the Answer.« Psychology Today. 6. Oktober 2013. https://www.psychologytoday.com/us/blog/the-integrationist/201310/depression-wont-go-away-folate-could-be-the-answer

WebMD. »Exercise and Depression.« Aufgerufen am 1. September 2017. https://www.webmd.com/depression/guide/exercise-depression#1

Wei, Marlynn. »Top 10 Foods for a Better Mood.« Psychology Today. 15. September 2015. https://www.psychologytoday.com/blog/urban-survival/201509/top-10-foods-better-mood

Wolff, Carina. »5 Foods That Can Help Depression, Because Nutrition Definitely Can Affect Your Mood.« Bustle. 9. Oktober 2015. https://www.bustle.com/articles/117751-5-foods-that-can-help-depression-because-nutrition-definitely-can-affect-your-mood

Zamora, Dulce. »Fitness 101: The Absolute Beginner's Guide to Exercise.« WebMD. Aufgerufen am 1. September 2017. https://www.webmd.com/fitness-exercise/features/fitness-beginners-guide#4

SCHRITT 10: DANKBARKEIT UND ACHTSAMKEIT PRAKTIZIEREN

Bradberry, Travis. »Five Ways Mindfulness Will Launch Your Career.« Forbes. 6. Juli 2016. https://www.forbes.com/sites/travisbradberry/2016/07/06/five-ways-mindfulness-will-launch-your-career

Conlon, Ciara. »40 Simple Ways to Practice Gratitude.« Lifehack. Aufgerufen am 1. September 2017. http://www.lifehack.org/articles/communication/40-simple-ways-practice-gratitude.html

Dunn, Lauren. »Be Thankful: Science Says Gratitude Is Good for Your Health.« Today. 12. Mai 2017. https://www.today.com/health/be-thankful-science-says-gratitude-good-your-health-t58256

GoodTherapy.org. »Mindfulness-Based Cognitive Therapy (MBCT).« Zuletzt geändert am 1. Juli 2016. https://www.goodtherapy.org/learn-about-therapy/types/mindfulness-based-cognitive-therapy

Guided Mindfulness Meditation. Practices with Jon Kabat-Zinn. »About the Author.« Aufgerufen am 1. September 2017. https://www.mindfulnesscds.com/pages/about-the-author

Lin, Judy. »Mindfulness Reduces Stress, Promotes Resilience.« UCLA Today. 29. Juli 2009. http://newsroom.ucla.edu/stories/using-mindfulness-to-reduce-stress-96966

Niemiec, Ryan M. »Top 10 Things Most People Don't Know About Mindfulness.« Psychology Today. 18. Juni 2013. https://www.psychologytoday.com/us/blog/what-matters-most/201306/top-10-things-most-people-don-t-know-about-mindfulness

Pocket Mindfulness. »6 Mindfulness Exercises You Can Try Today.« Aufgerufen am 1. September 2017. https://www.pocketmindfulness.com/6-mindfulness-exercises-you-can-try-today

Psychology Today. »Gratitude.« Aufgerufen am 1. September 2017. https://www.psychologytoday.com/basics/gratitude

Serani, Deborah. »How Gratitude Combats Depression.« Psychology Today. 26. November 2012. https://www.psychologytoday.com/us/blog/two-takes-depression/201211/how-gratitude-combats-depression

REGISTER

T

U

V

W

Z

DANKSAGUNG

Sarah: Dieses Buch war eine Entdeckungsreise, die nur durch die wunderbaren Menschen möglich wurde, die mir dabei geholfen haben. Es war mir eine Ehre, daran mitwirken zu dürfen. Ihnen, Dr. Simon A. Rego, danke ich für das wichtige klinische Fachwissen, das Sie zu diesem Projekt beigesteuert haben, und dafür, dass Sie dieses Buch zu einem Zufluchtsort für Menschen gemacht haben, die Hilfe brauchen. Ferner war es mir eine Freude, mit der Mannschaft von Callisto Media zusammenarbeiten zu dürfen, vor allem mit den Redakteurinnen Nana K. Twumasi und Carol Rosenberg – Sie beide haben dafür gesorgt, dass alles reibungslos ablief, und mir wertvolle Erkenntnisse vermittelt! Bei Marilyn Kretzer und Elizabeth Castoria möchte ich mich für ihren Glauben daran bedanken, dass ich in der Lage sei, ein Buch zu schreiben, das Menschen in seelischen Nöten helfen würde. Zuletzt möchte ich allen Menschen mit psychischen Problemen (auch meinen Kollegen bei Stigma Fighters) für ihre kontinuierliche Unterstützung danken: Sie haben mich dahin gebracht, wo ich heute bin.

Simon: Zuallererst möchte ich mich bei meiner Frau Adriana dafür bedanken, dass sie mir die Unterstützung (und Zeit) gegeben hat, die ich für meine Arbeit an diesem Projekt brauchte. Doch ohne die Mitwirkung der begabten und tüchtigen Co-Autorin Sarah Fader hätte dieses Buch nicht entstehen können. Danke für deine aus dem Leben gegriffenen Beispiele und Erfahrungsberichte, Sarah – sie haben meine Ideen und Konzepte mit Leben erfüllt. Außerdem bedanke ich mich bei Elizabeth Castoria, Nana K. Twumasi, Nichole Kraft und den anderen Mitarbeiterinnen und Mitarbeitern von Callisto Media: erstens, weil sie erkannt haben, wie wirksam die kognitive Verhaltenstherapie bei psychischen Erkrankungen wie der Depression ist; zweitens, weil sie mir die Möglichkeit gegeben haben, an diesem Projekt mitzuwirken; und drittens, weil sie mir geholfen haben, es so pünktlich fertigzustellen. Die in diesem Buch beschriebenen Schritte beruhen größtenteils auf Konzepten, die von Koryphäen auf dem Gebiet der kognitiven Verhaltenstherapie wie Dr. Aaron T. Beck, Dr. Judith S. Beck und Dr. Christopher R. Martell entwickelt worden sind. Ich bin dankbar dafür, all diese Experten meine Kollegen nennen und seit Jahren immer wieder mit ihnen korrespondieren zu dürfen. Und schließlich möchte ich mich bei allen unter Depressionen leidenden Patienten bedanken, mit denen ich im Lauf der Jahre gearbeitet haben: für ihren Mut, professionelle Hilfe zu suchen, und den unerschütterlichen Glauben daran, dass ihr Zustand sich wieder verbessern kann. Psychische Störungen wie beispielsweise Depressionen sind echte Erkrankungen. Sie sind ziemlich häufig, lassen sich aber gut behandeln! Bitte vergessen Sie das nicht.

ÜBER DIE AUTOREN DIESES BUCHES

Dr. Simon A. Rego ist leitender Psychologe, Ausbildungsleiter und Direktor des KVT-Schulungsprogramms am Montefiore Medical Center. Außerdem ist er als außerordentlicher Professor für Psychiatrie und Verhaltenswissenschaften am Albert Einstein College of Medicine in New York tätig. Er ist zertifizierter kognitiver Verhaltenstherapeut mit fast 20-jähriger Erfahrung in der Behandlung von Patienten mit Depressionen, Angststörungen, Stress und anderen psychischen Erkrankungen mithilfe der kognitiven Verhaltenstherapie (KVT). Außerdem ist er Vorstandsmitglied der Association for Behavioral and Cognitive Therapies, früheres Vorstandsmitglied der Anxiety and Depression Association of America und Gründungsmitglied der New York City Cognitive Behavioral Therapy Association. Er unterrichtet, schult und betreut mit Freude Praktikanten, Ärzte in Facharztausbildung und Fellows in der Behandlung verschiedener psychischer Störungen mit KVT und tritt auch gern in den Medien auf, um die Öffentlichkeit in einfachen, unspektakulären Worten über die neuesten Erkenntnisse zu psychischen Erkrankungen aufzuklären.

Sarah Fader ist CEO und Begründerin von Stigma Fighters, einer gemeinnützigen Organisation, die Menschen mit psychischen Erkrankungen dazu ermutigt, ihre Geschichte zu erzählen. Über sie wurde bereits in der *New York Times*, der *Washington Post* sowie in *Atlantic*, *Quartz*, *Psychology Today*, *Huffington Post*, *HuffPost Live* und *Good Day New York* berichtet. Sarah ist gebürtige New Yorkerin. Sie liebt Mittagsschläfchen, unterhält sich gerne mit Fremden und kümmert sich um ihre zwei kleinen Kinder und zwei durchschnittlich große Katzen. Wie sechs Millionen Amerikaner leidet Sarah an einer Panikstörung. Mit ihrer Organisation Stigma Fighters hofft sie, die Welt zu verändern, indem sie das Stigma, das Menschen mit psychischen Erkrankungen auch heute immer noch anhaftet, schrittweise abbaut. Nähere Informationen erhalten Sie unter SarahFader.com.